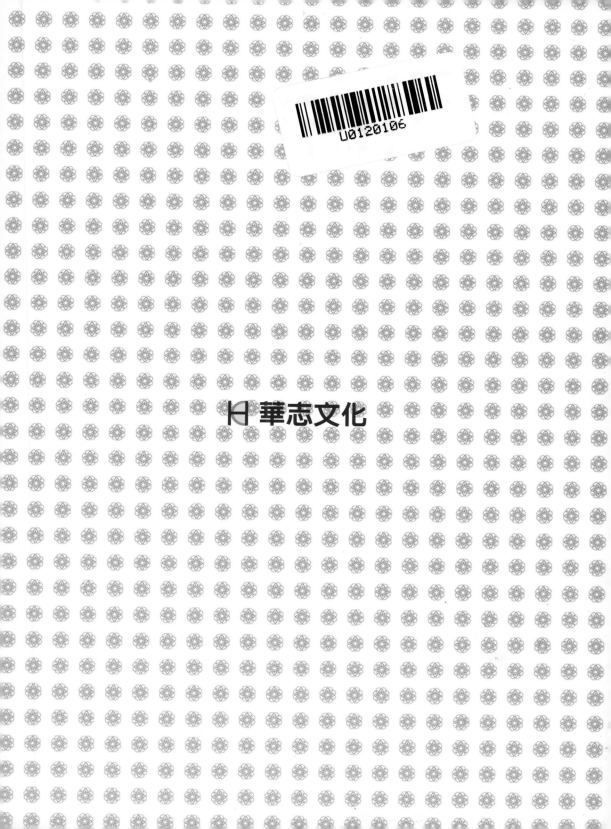

華志文化

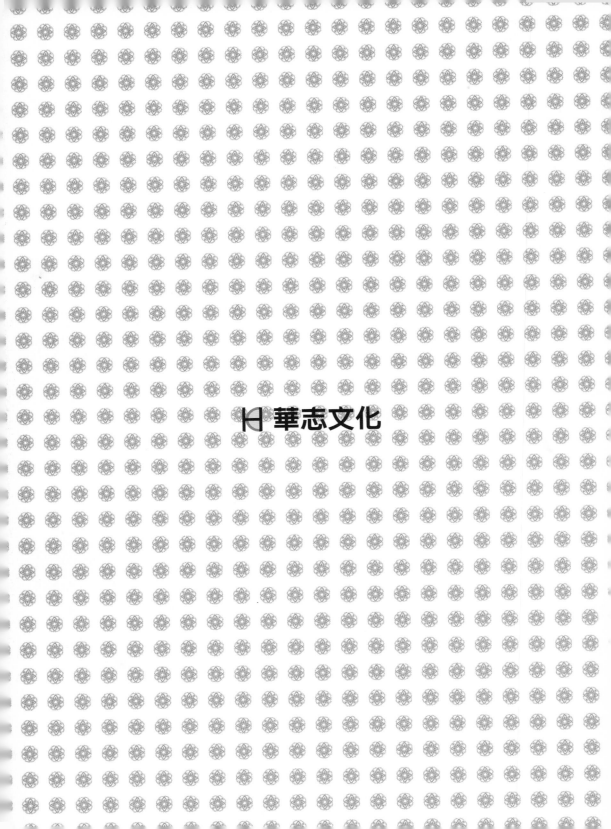
華志文化

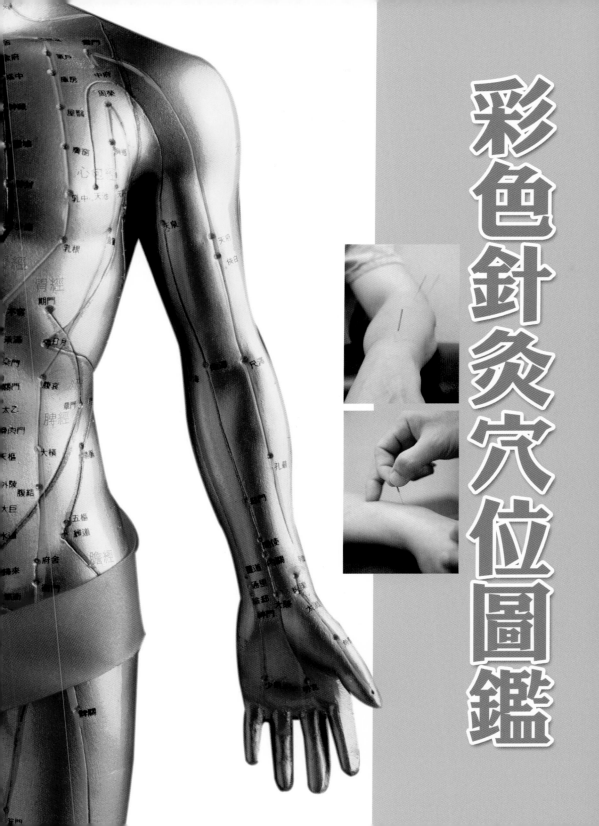

彩色針灸穴位圖鑑

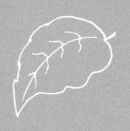

前　言

　　針灸是中國傳統醫學中最重要的一部分，它為中華民族的繁衍做出了極大的貢獻，隨著中醫學的發展，針灸不僅廣泛應用於中國，也發揚於全世界。

　　然窺諸多為針者，僅知初步的針灸知識和技能，而對於深邃的技術和方法卻不甚通曉，然而針灸之操作熟練與否，直接關係到療效的優劣，因此如何正確的掌握其技術和方法，成了學好針灸和提高針灸療效的關鍵。

　　本書是北京中醫藥大學針灸學院的具有精深造詣的中醫專家、教授根據多年針灸教學實踐和針灸臨床實踐，精心編寫而成。其最大特色為：簡單明瞭、按圖索驥、易學易記、彩色透視圖、精美圖文並茂的針灸穴位圖鑑。

　　本書主要適宜於中醫院校學生、初級針灸臨床工作者、以及針灸愛好者參考使用。

全書規劃為四篇：

第一篇／實用針灸取穴速學

　　本篇採用圖文結合的方式對十四經穴進行了闡述，配以精美的穴位體表圖和解剖圖，這種圖文結合的方式使讀者讀後對每個穴位都有一個清楚的認識，便於讀者掌握俞穴定位和準確取穴。同時本篇的穴位定位以最新國家標準為依據。本書是一本具有權威性、簡單明瞭、易學易記、圖文並茂的針灸穴位手冊。

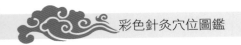
第二篇／實用針灸經外奇穴

　　本篇是北京中醫藥大學針灸學院具有精深造詣的專家、教授根據多年針灸教學實踐和針灸臨床實踐，從歷代針灸著作中精選了200個臨床常用且療效確切的經外奇穴，精心編寫而成，具有較高的學術價值和臨床參考價值。

　　本篇按頭頸部、胸腹部、項背部、上肢部和下肢部的方式分部進行論述，重點描述各穴的定位和主治，並配以精美的插圖，讀者可按圖準確選取俞穴，便於經外奇穴的臨床取穴和臨床應用。

第三篇／反射區療法

　　本篇主要選擇了頭、面、耳、眼、鼻、人中、舌、胸、腹、臍、頸、手、足、腕踝、尺膚、第二掌骨側、脊柱等反射區療法。主要介紹各反射區療法的反射區（穴位）定位，並配以精美的插圖，具有簡明實用、易學易記、圖文並茂的特點。

第四篇／實用針灸特定穴穴位

　　本篇按五輸穴、原穴、絡穴、郄穴、背俞穴、募穴、下合穴、八會穴和八脈交會穴的順序依次進行論述，重點描述各穴的定位，並配以精美的插圖，讀者可按圖準確選取俞穴，便於特定穴的臨床取穴和臨床應用。

♫ 目　錄 ♫

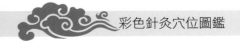

第三章　胸腹部奇穴

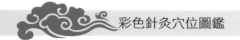

第三篇　反射區穴位

第四篇　針頭特定穴穴位

第一章　五輸穴

第二章　原穴

第一篇

實用針灸取穴速學

　　俞穴學是針灸學的基礎，是針灸治病取效的關鍵。掌握俞穴定位和準確取穴對於臨床治療具有至關重要的作用。為了滿足臨床需要，便於臨床應用，我們編寫了這篇《實用針灸取穴速學》，以期為臨床準確取穴提供參考。

　　本書的特點就是圖文並茂。本篇採用圖文結合的方式對十四經穴進行了述，以圖釋文，以文解圖，圖文互參，使讀者讀後對每個穴位都有一個清楚的認識。本書的穴位定位以最新標準為依據，配以精美的穴位體表圖和解剖圖，是一本具有權威性、簡單明瞭、易學易記、圖文並茂的針灸穴位手冊。

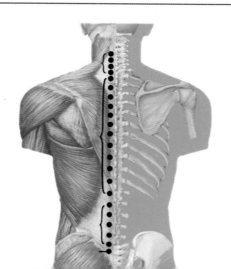

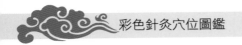
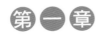

俞穴定位方法

　　常用的定位法，有骨度分寸法，體表標誌法，手指比量法和簡易取穴法四種。

第一節　骨度分寸法

　　骨度分寸法，古稱「骨度法」，即以體表骨節為主要標誌折量周身各部的長度和寬度，定出分寸，並依次作為定穴標準的方法。此法最早見於《靈樞・骨度》。現代常用骨度分寸是根據《靈樞・骨度》，並在長期醫療實踐中經過修改和補充而來的。（表1-1，圖1-1，圖1-2）

表1-1　常用骨度

部位	起止點	折量分寸	度量法	說明
頭部	前髮際正中至後髮際正中	12	直寸	用於確定頭部俞穴的縱向距離
	眉間（印堂）至前髮際正中	3	直寸	用於確定前或後髮際及其頭部俞穴的縱向距離
	兩額角髮際（頭維）之間	9	橫寸	用於確定頭前部俞穴的橫向距離
	耳後兩乳突（完骨）之間	9	橫寸	用於確定頭後部俞穴的橫向距離
胸腹脅部	胸骨上窩（天突）至劍胸結合中點（歧骨）	9	直寸	用於確定胸部任脈穴的縱向距離

胸腹脇部	劍胸結合中點（歧骨）至臍中	8	直寸	用於確定上腹部俞穴的縱向距離
	臍中至恥骨聯合上緣（曲骨）	5	直寸	用於確定下腹部俞穴的縱向距離
	兩肩胛骨喙突內側緣之間	12	橫寸	用於確定胸部俞穴的橫向距離
	兩乳頭之間	8	橫寸	用於確定胸腹部俞穴的橫向距離
背腰部	肩胛骨內側緣至後正中線	3	橫寸	用於確定背腰部俞穴的橫向距離
上肢部	腋前、後紋頭至肘橫紋（平尺骨鷹嘴）。	9	直寸	用於確定上臂部俞穴的縱向距離
	肘橫紋（平尺骨鷹嘴）至腕掌（背）側遠端橫紋。	12	直寸	用於確定前臂部俞穴的縱向距離
下肢部	恥骨聯合上緣至髕底	18	直寸	用於確定大腿部俞穴的縱向距離
	髕底至髕尖	2	直寸	用於確定小腿內側部俞穴的縱向距離
	髕尖（膝中）至內踝尖（脛骨內側髁下方陰陵泉至內踝尖為13寸）	15	直寸	用於確定大腿部前外側部俞穴的縱向距離
	股骨大轉子至膕橫紋（平髕尖）	19	直寸	用於確定大腿後部俞穴的縱向距離
	臀溝至膕橫紋	14	直寸	用於確定小腿外側部俞穴的縱向距離
	膕橫紋（平髕尖）至外踝尖	16	直寸	用於確定足內側部俞穴的縱向距離
	內踝尖至足底	3	直寸	用於確定足內側部俞穴的縱向距離

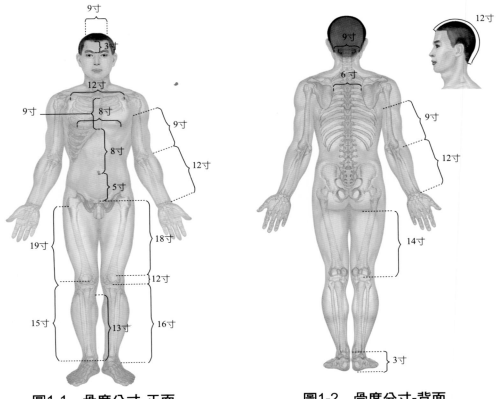

圖1-1　骨度分寸-正面　　　　**圖1-2　骨度分寸-背面**

第二節　體表標誌法

　　依據人體表面所具特徵的部位作為標誌，用來選取穴位的方法，稱為體表標誌法。此法起源古遠，最初定名的俞穴大多依此而選取。可分為固定標誌和活動標誌兩類。

■固定標誌法

　　是以人體表面固定不移又有明顯特徵的部位作為取穴標誌的方法。如依據人的五官、毛髮、爪甲、乳頭、臍窩以及骨骼突起的凹陷、肌肉隆起等部位作為取穴的標誌。

■活動標誌法

　　是依據人體某局部活動後出現的隆起、凹陷、孔隙、皺紋等作為取穴標誌的方法。它是透過肌肉筋腱的伸縮、關節的屈伸旋轉及活動後皮膚皺起的紋理等形成的標誌。如耳門、聽宮、聽會等當張口時出現凹陷處取之；下關當閉口時凹陷處取之。又如曲池必屈肘於橫紋頭取之；取陽溪時，將拇指翹起，當拇長、拇短伸肌腱之間的凹陷中取之。因這些標志都是在活動狀態下作為取穴定位標誌的，故稱活動標誌。

■常用解剖標誌的體表定位

　　第二肋：平胸骨角水平線；鎖骨下可觸及的肋骨即第二肋。

　　第四肋間隙：男性乳頭平第四肋間隙。

　　第七頸椎棘突：頸後隆起最高處且能隨頭旋轉而轉動者，為第七頸椎棘突。

　　第二胸椎棘突：直立，兩手下垂時，兩肩胛骨上角連線與後正中線的交點。

　　第三胸椎棘突：直立，兩手下垂時，兩肩胛岡內側端連線與後正中線的交點。

　　第七胸椎棘突：直立，兩手下垂時，兩肩胛骨下角的水平線與後正中線的交點。

　　第十二胸椎棘突：直立，兩手下垂時，橫平兩肩胛骨下角與兩髂棘最高點連線的中點。

　　第四腰椎棘突：兩髂棘最高點連線與後正中線的交點。

　　骶管裂孔：取尾骨上方左右的骶角，與兩骶角平齊的後正中線上。

　　肘橫紋：與肱骨內上髁、外上髁連線相平。

　　腕掌側遠端橫紋：與豌豆骨上緣、橈骨莖突尖下連線相平。

　　腕背側遠端橫紋：與豌豆骨上緣、橈骨莖突尖下連線相平。

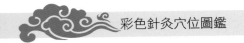

第三節　手指比量法

　　手指比量法，是用手指某局部之長度代表身體局部之長度而選取穴位的方法，又稱「指寸法」或「同身寸法」。由於生長相關律的緣故，人類機體的各個局部間是相互關聯而生長發育的。因此人的手指與身體其他部位在生長發育過程中，在大小、長度上有相對的比例。這樣選定同一人體的某手指一部分來作長度單位，量取本身其他部位的長度是合理可行的。故這種方法稱「同身寸法」。由於選取的手指不同，節段亦不同，可分為以下幾類（圖1-3）：

　　1.橫指同身寸法
　　又稱「一夫法」，將食、中、無名、小指相並攏，以中指中節橫紋處為準，量取四橫指之橫向長度，定為3寸。此法多用於腹、背部及下肢部的取穴。

　　2.拇指同身寸法
　　將拇指伸直，橫置於所取部位之上下，依拇指指間關節的橫向長度為1寸，來量取穴位。

　　3.中指同身寸法
　　將患者的中指屈曲

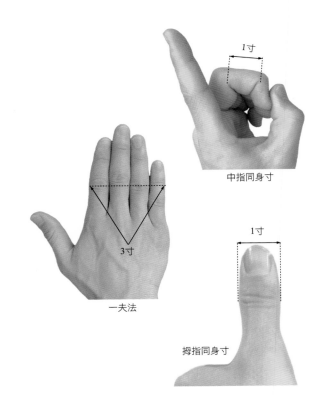

圖1-3　手指比量法

，以中指指端抵在拇指指腹，形成一環狀，將食指伸直，顯露出中指的橈側面，取其中節上下兩橫紋頭之間的長度，即為同身之1寸。這種方法較適用於四肢及脊背橫量取穴。

手指比量法在應用時較為便利，但取穴的準確性稍差。因此，該法必須在骨度分寸規定的基礎上加以運用，不可以指寸法悉量全身各部，否則會導致長短失度。因此，手指比量法必須結合骨度分寸法運用，可作為骨度分寸法的補充。

第四節　簡易取穴法

簡易取穴法，是總結歷代醫家在臨床實踐中所累積經驗而形成的簡便易行的量取穴位的方法。這種方法多用於較為主要的俞穴取法上。如列缺，可以患者左右兩手之虎口交叉，一手食指壓在另一手腕後高骨之正中上方，當食指尖到達處的小凹陷處即為本穴。又如勞宮，半握拳，以中指的指尖切壓在掌心的第一節橫紋上，就是本穴。再如風市，患者兩手臂自然下垂，於股外側中指尖到達處就是本穴。又如垂肩屈肘，肘尖到達軀幹側面的位置即是章門穴；兩耳角直上連線中點取百會等。這些取穴方法雖不十分精確，但由於俞穴並非針尖大的範圍，所以完全可以尋找到較強的感應處，因此是實用的。

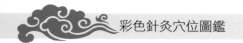
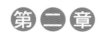

手太陰肺經經穴

中府

在胸部,橫平第一肋間隙,鎖骨下窩外側,前正中線旁開6寸。

雲門

在胸部,鎖骨下窩凹陷中,肩胛骨喙突內緣,前正中線旁開6寸。

天府

在臂前區,腋前紋頭下3寸,肱二頭肌橈側緣處。

俠白

在臂前區,腋前紋頭下4寸,肱二頭肌橈側緣處。

尺澤

在肘區,肘橫紋上,肱二頭肌腱橈側緣凹陷中。

孔最

在前臂前區,腕掌側遠端橫紋上7寸,尺澤與太淵連線上。

列缺

在前臂,腕掌側遠端橫紋上1.5寸,拇短伸肌腱與拇長展肌腱之間,拇長展肌腱溝的凹陷中。

經渠

在前臂前區,腕掌側遠端橫紋上1寸,橈骨莖突與橈動脈之間。

太淵

在腕前區,橈骨莖突與舟狀骨之間,拇長展肌腱尺側凹陷中。

魚際

在手外側,第一掌骨橈側中點赤白肉際處。

少商

在手指，拇指末節橈側，指甲根角側上方0.1寸（指寸）。

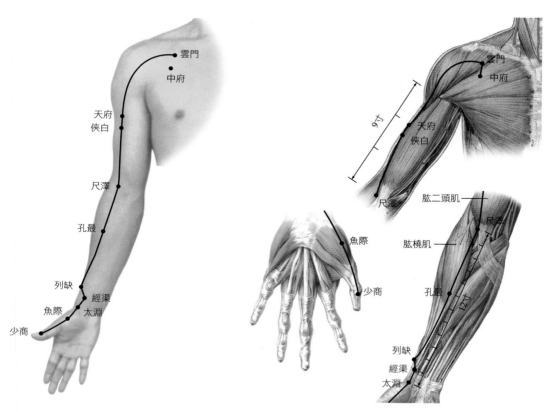

圖2-1　手太陰肺經穴位體表圖　　　　**圖2-2　手太陰肺經穴位解剖圖**

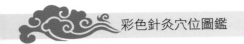

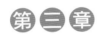
第三章

手陽明大腸經經穴

商陽

在手指，食指末節橈側，指甲根角側上方0.1寸（指寸）。

二間

在手指，第二掌指關節橈側遠端赤白肉際處。

三間

在手指，第二掌指關節橈側近端凹陷中。

合谷

在手背，第二掌骨橈側的中點處。

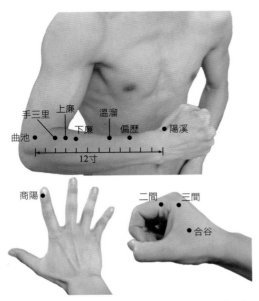

圖3-1　手陽明大腸經穴位體表圖（a）

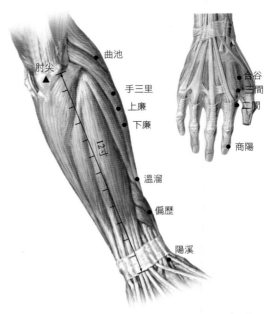

圖3-2　手陽明大腸經穴位解剖圖（a）

陽溪

在腕區，腕背側遠端橫紋橈側，橈骨莖突遠端，解剖學「鼻煙窩」凹陷中。

偏歷

在前臂，腕背側遠端橫紋上3寸，陽溪與曲池連線上。

溫溜

在前臂，腕背橫紋上5寸，陽溪（5）與曲池連線上。

下廉

在前臂，肘橫紋下4寸，陽溪與曲池連線上。

上廉

在前臂，肘橫紋下3寸，陽溪與曲池連線上。

手三里

在前臂，肘橫紋下2寸，陽溪與曲池連線上。

曲池

在肘區，尺澤與肱骨外上髁上連線的中點處。

肘髎

在肘區，肱骨外上髁上緣，髁上脊的前緣。

手五里

在臂部，肘橫紋上3寸，曲池與肩髃連線上。

臂臑

在臂部，曲池上7寸，

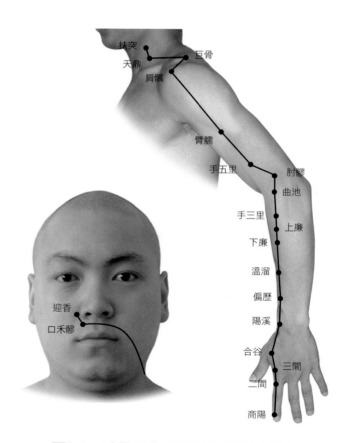

圖3-3　手陽明大腸經穴位體表圖（b）

25

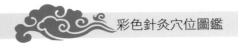

三角肌前緣處。

肩髃

在肩峰前下方，當肩峰與肱骨大結節之間凹陷處。

巨骨

在肩胛區，鎖骨肩峰端與肩胛岡之間凹陷中。

天鼎

在頸部，橫平環狀軟骨，胸鎖乳突肌後緣。

扶突

在胸鎖乳突區，橫平喉結，當胸鎖乳突肌的前、後緣中間。

口禾髎

在面部，橫平人中溝上1／3與下2／3交點，鼻孔外緣直下。

迎香

在面部，鼻翼外緣中點，鼻唇溝中。

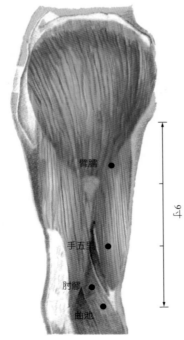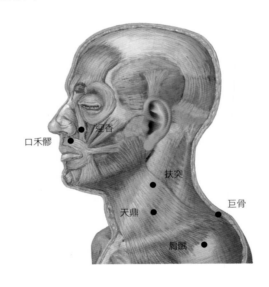

圖3-4　手陽明大腸經穴位解剖圖（b）

第四章

足陽明胃經經穴

承泣

在面部，眼球與眶下緣之間，瞳孔直下。

四白

在面部，眶下孔處。

巨髎

在面部，橫平鼻翼下緣，瞳孔直下。

地倉

在面部，當口角旁開0.4寸（指寸）。

大迎

在面部，下頜角前方，咬肌附著部的前緣凹陷中，面動脈搏動處。

頰車在面部，下頜角前上方一橫指（中指）。

下關

在面部，顴弓下緣中央與下頜切跡之間凹陷處。

頭維

在頭部，額角髮際直上0.5寸，頭正中線旁開4.5寸處。

人迎

在頸部，橫平喉結，胸鎖乳突肌前緣，頸總動脈搏動處。

水突

在頸部，橫平環狀軟骨，胸鎖乳突肌的前緣。

氣舍

在胸鎖乳突肌區，鎖骨上小窩，鎖骨胸骨端上緣，胸鎖乳突肌的胸骨頭

27

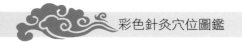
與鎖骨頭中間的凹陷中。

缺盆

在頸外側區，鎖骨上大窩，鎖骨上緣凹陷中，前正中線旁開4寸。

氣戶

在胸部，鎖骨下緣，前正中線旁開4寸。

庫房

在胸部，第一肋間隙，前正中線旁開4寸。

屋翳

在胸部，第二肋間隙，前正中線旁開4寸。

膺窗

在胸部，第三肋間隙，前正中線旁開4寸。

乳中

在胸部，乳頭中央。

乳根

在胸部，第五肋間隙，前正中線旁開4寸。

不容

在上腹部，臍中上6寸，前正中線旁開2寸。

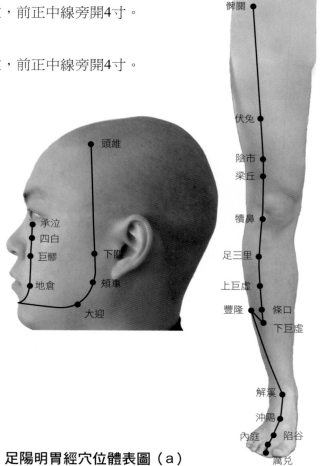

圖4-1　足陽明胃經穴位體表圖（a）

承滿

在上腹部，臍中上5寸，前正中線旁開2寸。

梁門

在上腹部，臍中上4寸，前正中線旁開2寸。

關門

在上腹部，臍中上3寸，前正中線旁開2寸。

太乙

在上腹部，臍中上2寸，前正中線旁開2寸。

滑肉門

在上腹部，臍中上1寸，前正中線旁開2寸。

天樞

在腹部，橫平臍中，前正中線旁開2寸。

外陵

在下腹部，臍中下1寸，前正中線旁開2寸。

大巨

在下腹部，臍中下2寸，前正中線旁開2寸。

水道

在下腹部，臍中下3寸，前正中線旁開2寸。

歸來

在下腹部，臍中下4寸，前下中線旁開2寸。

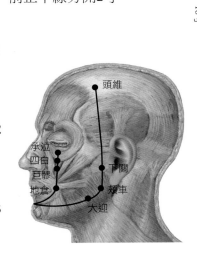

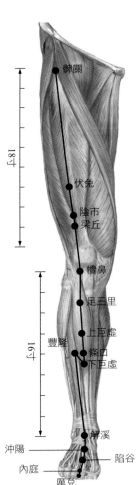

圖4-2　足陽明胃經穴位解剖圖（a）

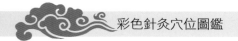

氣沖

在腹股溝區，恥骨聯合上緣，前正中線旁開2寸，動脈搏動處。

髀關

在股前區，股直肌近端、縫匠肌與闊筋膜張肌3條肌肉之間凹陷中。

伏兔

在股前區，髕底上6寸，髂前上棘與髕底外側端的連線上。

陰市

在股前區，髕底上3寸，股直肌肌腱外側緣。

梁丘

在股前區，髕底上2寸，股外側肌與股直肌肌腱之間。

犢鼻

在膝前區，髕韌帶外側凹陷中。

足三里

在小腿前外側，犢鼻下3寸，犢鼻與解溪連線上。

上巨虛

在小腿外側，犢鼻下6寸，犢鼻與解溪連線上。

條口

在小腿外側，犢鼻下8寸，犢鼻與解溪連線上。

下巨虛

在小腿外側，犢鼻下9寸，犢鼻與解溪連線上。

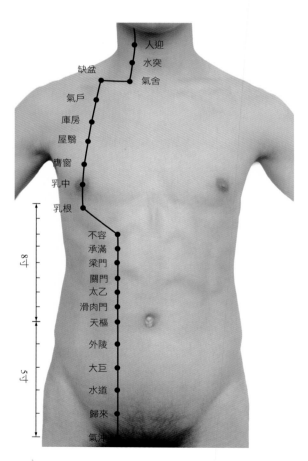

圖4-3　足陽明胃經穴位體表圖（b）

豐隆

在小腿外側，外踝尖上8寸，脛骨前肌的外緣。

解溪

在踝區，踝關節前面中央凹陷中，拇長伸肌腱與趾長伸肌腱之間。

沖陽

在足背，第二蹠骨基底部與中間楔狀骨關節處，可觸及足背動脈。

陷谷

在足背，第二、第三蹠骨間，第二蹠趾關節近端凹陷中。

內庭

在足背，第二、第三趾間，趾蹼緣後方赤白肉際處。

厲兌

在足趾，第二趾末節外側，趾甲根角側後方0.1寸（指寸）。

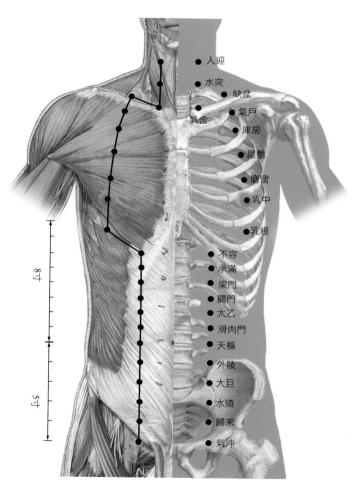

圖4-4　足陽明胃經穴位解剖圖（b）

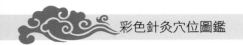

第五章
足太陰脾經經穴

隱白

在足趾,大趾末節內側,趾甲根角側後方0.1寸（指寸）。

大都

在足趾,第一蹠趾關節遠端赤白肉際凹陷中。

太白

在蹠區,第一蹠趾關節近端赤白肉際凹陷中。

公孫

在蹠區,當第一蹠骨底的前下緣赤白肉際處。

商丘

在踝區,內踝前下方,舟骨粗隆與內踝尖連線中點凹陷中。

三陰交

在小腿內側,內踝尖上3寸,脛骨內側緣後際。

漏谷

在小腿內側,內踝尖上6寸,脛骨內側緣後際。

地機

在小腿內側,陰陵泉下3寸,脛骨內側緣後際。

陰陵泉

在小腿內側,脛骨內側髁下緣與脛骨內側緣之間的凹陷中。

血海

在股前區,髕底內側端上2寸,股內側肌隆起處。

箕門

在股前區，髕底內側端與沖門的連線上1／3與下2／3交點，長收肌和縫匠肌交角的動脈搏動處。

沖門

在腹股溝區，腹股溝斜紋中，髂外動脈搏動處的外側。

府舍

在下腹部，臍中下4.3寸，前正中線旁開4寸。

腹結

在下腹部，臍中下1.3寸，前正中線旁開4寸。

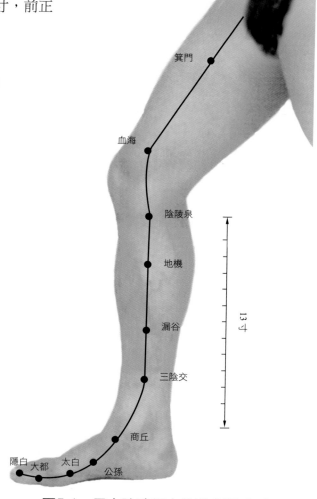

圖5-1　足太陰脾經穴位體表圖（a）

大橫

在腹部，臍中旁開4寸。

腹哀

在上腹部，臍中上3寸，前正中線旁開4寸。

食竇

在胸部，第五肋間隙，前正中線旁開6寸。

天溪

在胸部，第四肋間隙，前正中線旁開6寸。

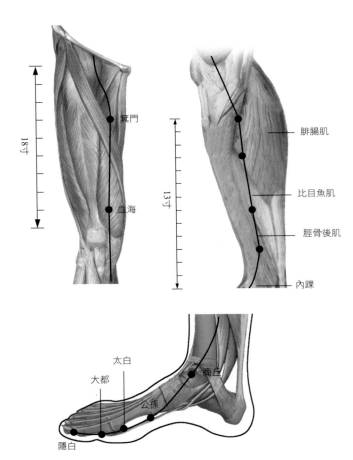

圖5-2 足太陰脾經穴位解剖圖（a）

胸鄉

在胸部，第三肋間隙，前正中線旁開6寸。

周榮

在胸部，第二肋間隙，前正中線旁開6寸。

大包

在胸外側區，第六肋間隙，在腋中線上。

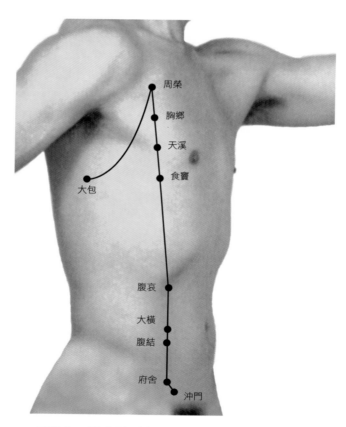

圖5-3　足太陰脾經穴位體表圖（b）

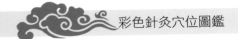
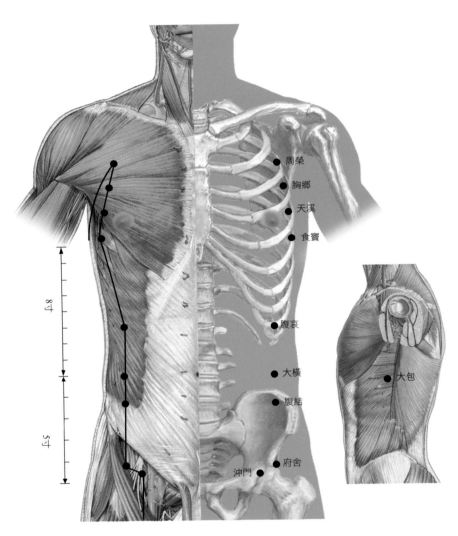

圖5-4　足太陰脾經穴位解剖圖（b）

手少陰心經經穴

極泉

在腋區，腋窩中央，腋動脈搏動處。

青靈

在臂前區，肘橫紋上3寸，肱二頭肌的內側溝中。

少海

在肘前區，橫平肘橫紋，肱骨內上髁前緣。

靈道

在前臂前區，腕掌側遠端橫紋上1.5寸，尺側腕屈肌腱的橈側緣。

通里

在前臂前區，腕掌側遠端橫紋上1寸，尺側腕屈肌腱的橈側緣。

陰郄

在前臂前區，腕掌側遠端橫紋上0.5寸，尺側腕屈肌腱的橈側緣。

神門

在腕前區，腕掌側遠端橫

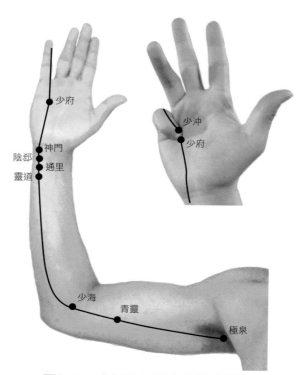

圖6-1　手少陰心經穴位體表圖

37

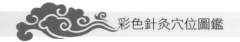

紋尺側端，尺側腕屈肌腱的橈側緣。

少府

在手掌，橫平第五掌指關節近端，第四、第五掌骨之間。

少沖

在手指，小指末節橈側，指甲根角側上方0.1寸（指寸）。

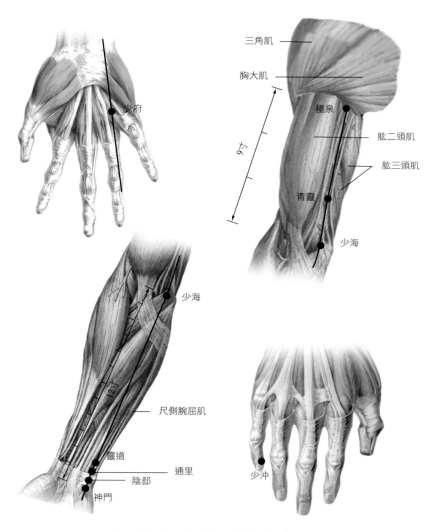

圖6-2　手少陰心經穴位解剖圖

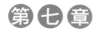

手太陽小腸經經穴

少澤

在手指，小指末節尺側，距指甲根角側上方0.1寸（指寸）。

前谷

在手指，第五掌指關節尺側遠端赤白肉際凹陷中。

後溪

在手內側，第五掌指關節尺側近端赤白肉際凹陷中。

腕骨

在腕區，第五掌骨基底與三角骨之間的赤白肉際凹陷處中。

陽谷

在腕後區，尺骨莖突與三角骨之間的凹陷中。

養老

在前臂後區，腕背橫紋上1寸，尺骨頭橈側凹陷中。

支正

在前臂後區，腕背側遠端橫紋上5寸，尺骨尺側與尺側腕屈肌之間。

小海

在肘後區，尺骨鷹嘴與肱骨內上髁之間凹陷中。

肩貞

在肩胛區，肩關節後下方，腋後紋頭直上1寸。

臑俞

在肩胛區，腋後紋頭直上，肩胛岡下緣凹陷中。

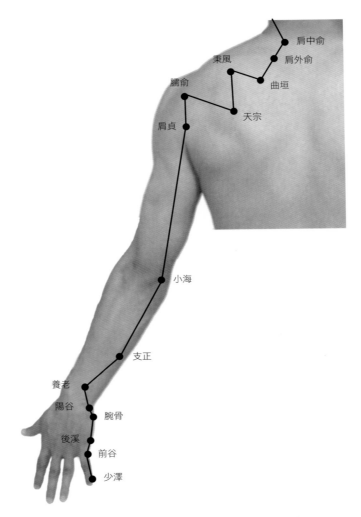

圖7-1　手太陽小腸經穴位體表圖（a）

天宗

在肩胛區，肩胛岡中點與肩胛骨下角連線上1／3與下2／3交點凹陷中。

秉風

在肩胛區，肩胛岡中點上方的岡上窩中。

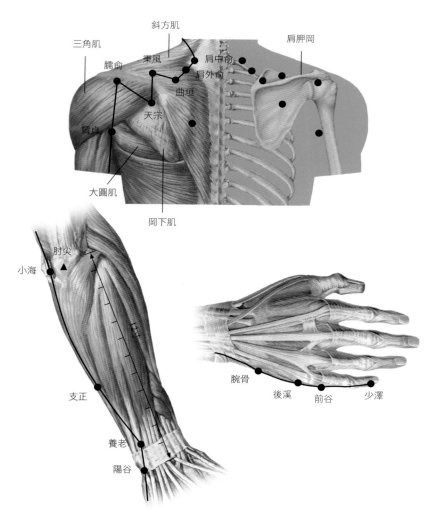

圖7-2 手太陽小腸經穴位解剖圖（a）

曲垣

在肩胛區，肩胛岡內側端上緣凹陷中。

肩外俞

在脊柱區，第一胸椎棘突下，後正中線旁開3寸。

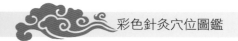
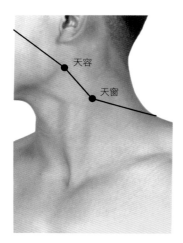

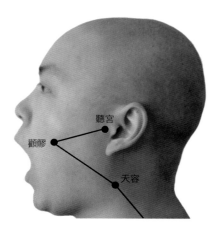

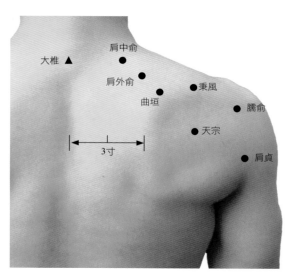

圖7-3　手太陽小腸經穴位體表圖（b）

肩中俞

在脊柱區，第七頸椎棘突下，後正中線旁開2寸。

天窗

在頸部，橫平喉結，胸鎖乳突肌的後緣。

天容

在頸部，下頜角後方，胸鎖乳突肌的前緣凹陷中。

顴髎

在面部，顴骨下緣，目外眥直下凹陷中。

聽宮

在面部，耳屏正中與下頜骨髁突之間的凹陷中。

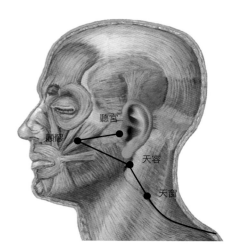

圖7-4　手太陽小腸經穴位解剖圖（b）

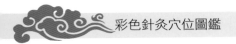
第八章

足太陽膀胱經經穴

睛明

在面部，目內眥內上方眶內側壁凹陷中。

攢竹

在面部，眉頭凹陷中，額切跡處。

眉沖

在頭部，額切際直上入髮際0.5寸。

曲差

在頭部，前髮際正中直上0.5寸，旁開1.5寸。

五處

在頭部，前髮際正中直上1.0寸，旁開1.5寸。

承光

在頭部，前髮際正中直上2.5寸，旁開1.5寸。

通天

在頭部，前髮際正中直上4.0寸，旁開1.5寸處。

絡卻

在頭部，前髮際正中直上5.5寸，旁開1.5寸。

玉枕

在頭部，後髮際正中直上2.5寸，旁開1.3寸。

天柱

在頸後區，橫平第二頸椎棘突上際，斜方肌外緣凹陷中。

大杼

在脊柱區，當第一胸椎棘突下，後正中線旁開1.5寸。

風門

在脊柱區，第二胸椎棘突下，後正中線旁開1.5寸。

肺俞

在脊柱區，第三胸椎棘突下，後正中線旁開1.5寸。

厥陰俞

在脊柱區，當第四胸椎棘突下，後正中線旁開1.5寸。

心俞

在脊柱區，第五胸椎棘突下，後正中線旁開1.5寸。

督俞

在脊柱區，第六胸椎棘突下，後正中線旁開1.5寸。

膈俞

在脊柱區，第七胸椎棘突下，後正中線旁開1.5寸。

肝俞

在脊柱區，第九胸椎棘突下，後正中線旁開1.5寸。

膽俞

在脊柱區，第十胸

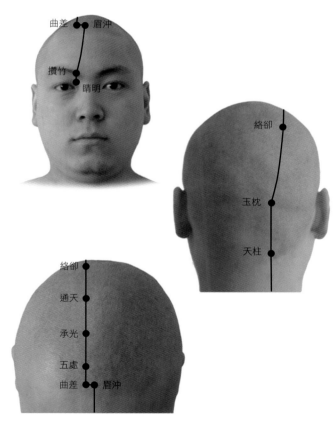

圖8-1　足太陽膀胱經穴位體表圖（a）

椎棘突下，後正中線旁開1.5寸。

脾俞

在脊柱區，第十一胸椎棘突下，後正中線旁開1.5寸。

胃俞

在脊柱區，第十二胸椎棘突下，後正中線旁開1.5寸。

三焦俞

在脊柱區，第一腰椎棘突下，後正中線旁開1.5寸。

腎俞

在脊柱區，第二腰椎棘突下，後正中線旁開1.5寸。

氣海俞

在脊柱區，第三腰椎棘突下，後正中線旁開1.5寸。

大腸俞

在脊柱，當第四腰椎棘突下，後正中線旁開1.5寸。

關元俞

在脊柱區，第五腰椎棘突下，後正中線旁開1.5寸。

小腸俞

在骶區，橫平第一骶後孔，骶正中脊旁開1.5寸。

膀胱俞

在骶區，橫平第二骶後孔，骶正中脊旁

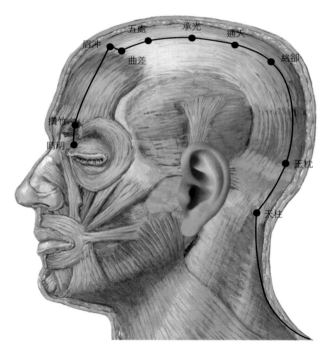

圖8-2　足太陽膀胱經穴位解剖圖（a）

1.5寸。

中膂俞

在骶區，橫平第三骶後孔，骶正中脊旁1.5寸。

白環俞

在骶區，橫平第四骶後孔，骶正中脊旁1.5寸。

上髎

在骶區，正對第一骶後孔中。

次髎

在骶區，正對第二骶後孔中。

中髎

在骶區，正對第三骶孔中。

下髎

在骶區，正對第四骶後孔中。

會陽

在骶區，尾骨端旁開0.5寸。

承扶

在股後區，臀溝的中點。

殷門

在股後區，臀溝下6寸，股二頭肌與半腱

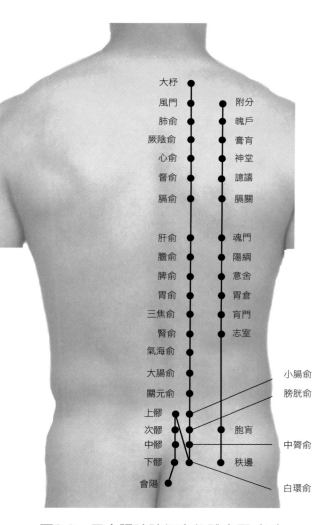

圖8-3　足太陽膀胱經穴位體表圖（b）

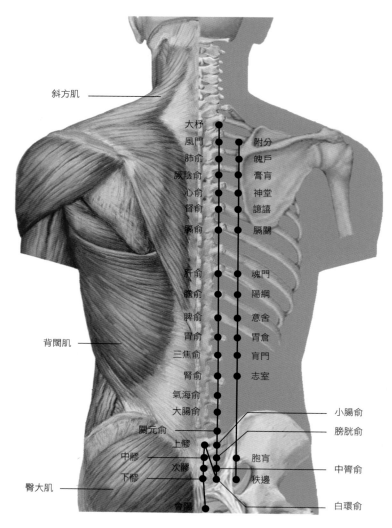

斜方肌

大杼
風門　　　　附分
肺俞　　　　魄戶
厥陰俞　　　膏肓
心俞　　　　神堂
督俞　　　　譩譆
膈俞　　　　膈關

肝俞　　　　魂門
膽俞　　　　陽綱

脾俞　　　　意舍
胃俞　　　　胃倉

背闊肌　　　三焦俞　　　肓門
　　　　　　腎俞　　　　志室
　　　　　　氣海俞
　　　　　　大腸俞　　　　　　　　小腸俞
關元俞　　　　　　　　　　　　　膀胱俞
上髎
中髎　　　　　　　　　　胞肓　　中膂俞
次髎
下髎　　　　　　　　　　秩邊
臀大肌
會陽　　　　　　　　　　　　　　白環俞

圖8-4　足太陽膀胱經穴位解剖圖（b）

肌之間。

　浮郄

在膝後區，膕橫紋上1寸，股二頭肌腱的內側緣。

　委陽

在膝部，膕橫紋上，當股二頭肌腱內側緣。

委中

在膝後區，膕橫紋中點。

附分

在脊柱區，第二胸椎棘突下，後正中線旁開3寸。

魄戶

在脊柱區，第三胸椎棘突下，後正中線旁開3寸。

膏肓

在脊柱區，第四胸椎棘突下，後正中線旁開3寸。

神堂

在脊柱區，第五胸椎棘突下，後正中線旁開3寸。

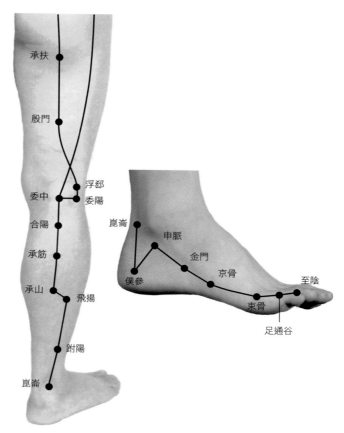

圖8-5　足太陽膀胱經穴位體表圖（ｃ）

譩譆

在脊柱區，第六胸椎棘突下，後正中線旁開3寸處。

膈關

在脊柱區，第七胸椎棘突下，後正中線旁開3寸。

魂門

在脊柱區，第九胸椎棘突下，後正中線旁開3寸處。

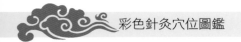

陽綱

在脊柱區，第十胸椎棘突下，後正中線旁開3寸。

意舍

在脊柱區，第十一胸椎棘突下，後正中線旁開3寸處。

胃倉

在脊柱區，第十二胸椎棘突下，後正中線旁開3寸處。

肓門

在腰區，第一腰椎棘突下，後正中線旁開3寸處。

志室

在腰區，第二腰椎棘突下，後正中線旁開3寸處。

胞肓

在骶區，橫平第二骶後孔，骶正中脊旁開3寸。

秩邊

在骶區，橫平第四骶後孔，骶正中脊旁開3寸。

合陽

在小腿後區，膕橫紋下2寸，腓腸肌內、外側頭之間。

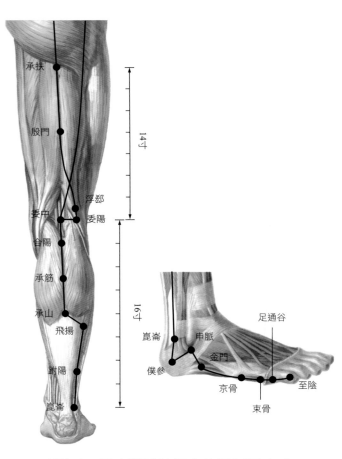

圖8-6　足太陽膀胱經穴位解剖圖（c）

承筋

小腿後區，膕橫紋下5寸，腓腸肌兩肌腹之間。

承山

在小腿後區，腓腸肌兩肌腹與肌腱交角處。

飛揚

在小腿後區，崑崙直上7寸，腓腸肌外下緣與跟腱移行處。

跗陽

在小腿後區，崑崙直上3寸，腓骨與跟腱之間。

崑崙

在踝區，外踝尖與跟腱之間的凹陷中。

僕參

在跟區，崑崙直下，跟骨外側，赤白肉際處。

申脈

在踝區，外踝尖直下，外踝下緣與跟骨之間凹陷中。

金門

在足背，外踝前緣直下，第五蹠骨粗隆後方，骰骨下緣凹陷中。

京骨

在蹠區，第五蹠骨粗隆前下方，赤白肉際處。

束骨

在蹠區，第五蹠趾關節的近端，赤白肉際處。

足通谷

在足趾，第五蹠趾關節的遠端，赤白肉際處。

至陰

在足趾，小趾末節外側，趾甲根角側後方0.1寸（指寸）。

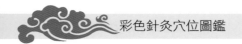

第九章

足少陰腎經經穴

湧泉

在足底，屈足卷趾時足心最凹陷處。

然谷

在足內側，足舟骨粗隆下方，赤白肉際處。

太溪

在踝區，內踝尖與跟腱之間的凹陷中。

大鐘

在跟區，內踝後下方，跟骨上緣，跟腱附著部前緣凹陷中。

水泉

在跟區，太溪直下1寸，跟骨結節內側凹陷中。

照海

在踝區，內踝尖下1寸，內踝下緣邊際凹陷中。

復溜

在小腿內側，內踝尖上2寸，跟腱的前緣。

交信

在小腿內側，內踝尖上2寸，脛骨內側緣後際凹陷中。

築賓

在小腿內側，太溪直上5寸，比目魚肌與跟腱之間。

陰谷

在膝後區，膕橫紋上，半腱肌肌腱外側緣。

橫骨

在下腹部，臍中下5寸，前正中線旁開0.5寸。

大赫

在下腹部，臍中下4寸，前正中線旁開0.5寸。

氣穴

在下腹部，臍中下3寸，前正中線旁開0.5寸。

四滿

在下腹部，臍中下2寸，前正中線旁開0.5寸。

中注

在下腹部，臍中下1寸，前正中線旁開0.5寸。

肓俞

在腹中部，臍中旁開0.5寸。

商曲

在上腹部，臍中上2寸，前正中線旁開0.5寸。

石關

在上腹部，臍中上3寸，前正中線旁開0.5寸。

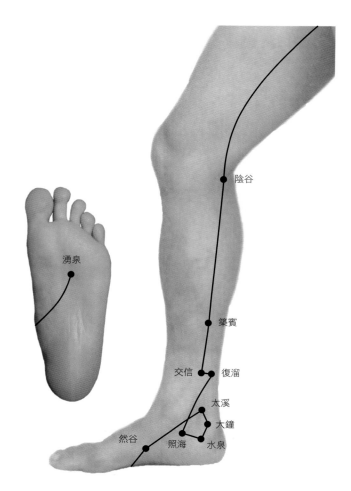

圖9-1　足少陰腎經穴位體表圖（a）

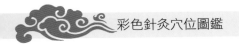

陰都

在上腹部，臍中上4寸，前正中線旁開0.5寸。

腹通谷

在上腹部，臍中上5寸，前正中線旁開0.5寸。

幽門

在上腹部，臍中上6寸，前正中線旁開0.5寸。

步廊

在胸部，第五肋間隙，前正中線旁開2寸。

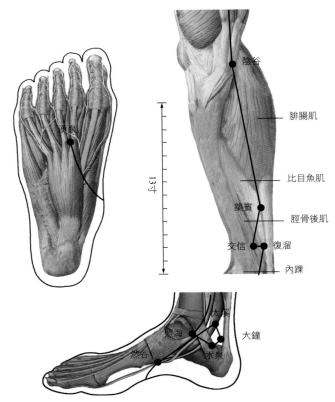

圖9-2　足少陰腎經穴位解剖圖（a）

神封

在胸部，第四肋間隙，前正中線旁開2寸。

靈墟

在胸部，第三肋間隙，前正中線旁開2寸。

神藏

在胸部，第二肋間隙，前正中線旁開2寸。

彧中

在胸部，第一肋間隙，前正中線旁開2寸。

俞府

在胸部，鎖骨下緣，前正中線旁開2寸。

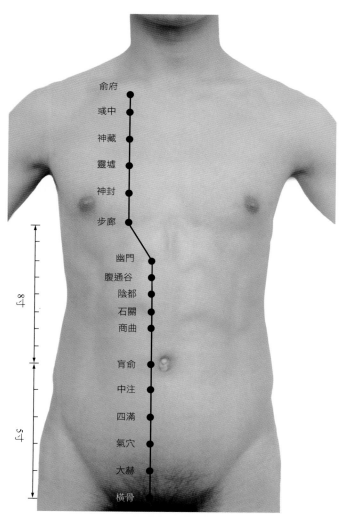

圖9-3　足少陰腎經穴位體表圖（b）

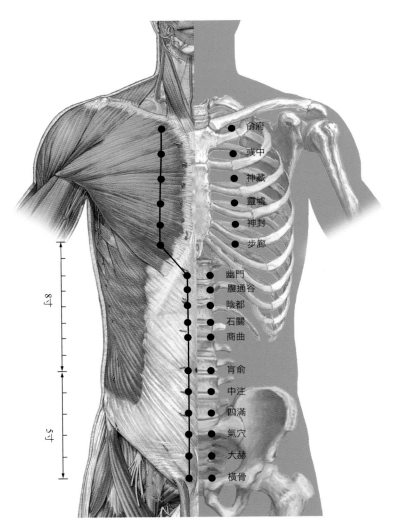

圖9-4 足少陰腎經穴位解剖圖（b）

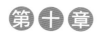

手厥陰心包經經穴

天池

在胸部，第四肋間隙，前正中線旁開5寸。

天泉

在臂前區，腋前紋頭下2寸，肱二頭肌的長、短頭之間。

曲澤

在肘前區，肘橫紋上，肱二頭肌腱的尺側緣凹陷中。

郄門

在前臂前區，腕掌側遠端橫紋上5寸，掌長肌腱與橈側腕屈肌腱之間。

間使

在前臂前區，腕掌側遠端橫紋上3寸，掌長肌腱與橈側腕屈肌腱之間。

內關

在前臂前區，腕掌側遠端橫紋上2寸，掌長肌腱與橈側腕屈肌腱之間。

大陵

在腕前區，腕掌側遠端橫紋中，掌長肌腱與橈側腕屈肌腱之間。

勞宮

在掌區，橫平第三掌指關節近端，第二、第三掌骨之間偏於第三掌骨。

中沖

在手指，中指末端最高點。

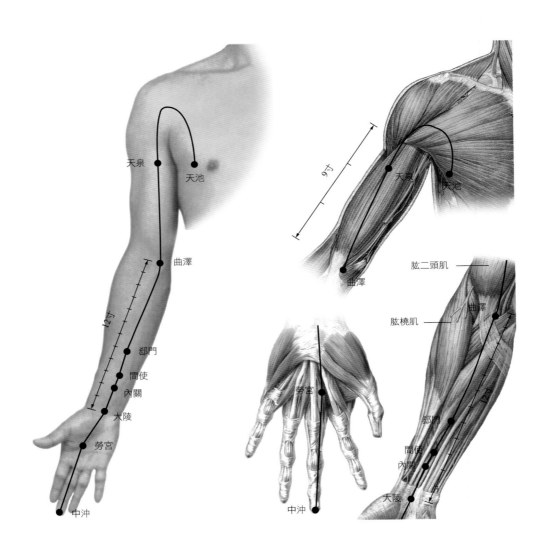

圖10-1 手厥陰心包經穴位體表圖　　圖10-2 手厥陰心包經穴位解剖圖

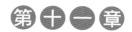

手少陽三焦經經穴

關沖

在手指，第四指末節尺側，指甲根角側上方0.1寸（指寸）。

液門

在手背，當第四、第五指間，指蹼緣後方赤白肉際處。

中渚

在手背，第四、第五掌骨間，掌指關節近端凹陷中。

陽池

在腕後區，腕背側遠端橫紋上，指伸肌腱的尺側緣凹陷中。

外關

在前臂後區，腕背側遠端橫紋上2寸，尺骨與橈骨間隙中點。

支溝

在前臂後區，腕背側遠端橫紋上3寸，尺骨與橈骨間隙中點。

會宗

在前臂後區，腕背側遠端橫紋上3寸，尺骨的橈側緣。

三陽絡

在前臂後區，腕背側遠端橫紋上4寸，尺骨與橈骨間隙中點。

四瀆

在前臂後區，肘尖下5寸，尺骨與橈骨間隙中點。

天井

在肘後區，肘尖上1寸凹陷中。

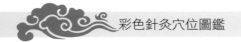

清冷淵

在臂後區，肘尖與肩峰角連線上，肘尖上2寸。

消濼

在臂後區，肘尖與肩峰角連線上，肘尖上5寸。

臑會

在臂後區，肩峰角下3寸，三角肌的後下緣。

肩髎

在三角肌區，肩峰角與肱骨大結節兩骨間凹陷中。

天髎

在肩胛區，肩胛骨上角骨際凹陷中。

天牖

在肩胛區，橫平下頜角，胸鎖乳突肌的後緣凹陷中。

翳風

在頸部，耳垂後方，乳突下端前方凹陷中。

瘈脈

在頭部，乳突中央，角孫至翳風沿耳輪弧形連線的上2／3與下1／3交點處。

顱息

在頭部，角孫至翳風沿耳輪弧形連線的上1／3與下2／3交點處。

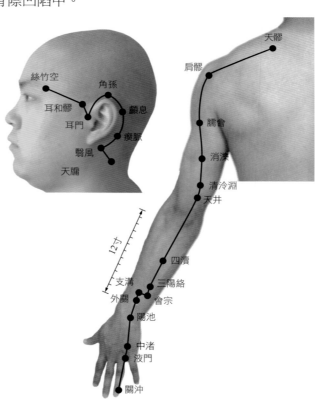

圖11-1　手少陽三焦經穴位體表圖

60

角孫

在頭部，耳尖正對髮際處。

耳門

在耳區，耳屏上切跡與下頜骨髁突之間的凹陷中。

耳和髎

在頭部，鬢髮後緣，耳廓根的前方，顳淺動脈的後緣。

絲竹空

在面部，眉梢凹陷中。

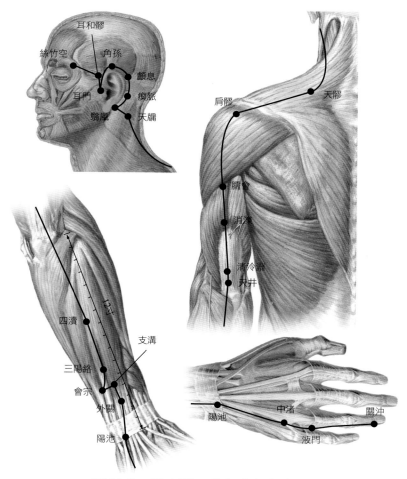

圖11-2　手少陽三焦經穴位解剖圖

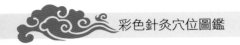
第十二章

足少陽膽經經穴

瞳子髎

在面部，目外眥外側0.5寸凹陷中。

聽會

在面部，耳屏間切跡與下頜骨髁突之間的凹陷中。

上關

在面部，顴弓上緣中央凹陷中。

頷厭

在頭部，從頭維至曲鬢的弧形連線（其弧度與鬢髮弧度相應）的上1／4與下3／4的交點處。

懸顱

在頭部，從頭維至曲鬢的弧形連線（其弧度與鬢髮弧度相應）的中間點處。

懸厘

在頭部，從頭維至曲鬢的弧形連線（其弧度與鬢髮弧度相應）的上3／4與下1／4的交點處。

曲鬢

在頭部，耳前鬢角髮際後緣與耳尖水平線的交點處。

率谷

在頭部，耳尖直上入髮際1.5寸。

天沖

在頭部，耳根後緣直上，入髮際2寸。

浮白

在頭部，耳後乳突的後上方，從天沖與完骨弧形連線（其弧度與鬢髮弧度相應）的上1／3與下2／3交點處。

頭竅陰

在頭部，耳後乳突的後上方，當天沖與完骨的弧形連線（其弧度與耳郭弧度相應）的上2／3與下1／3交點處。

完骨

在頭部，耳後乳突的後下方凹陷中。

本神

在頭部，前髮際上0.5寸，頭正中線旁開3寸。

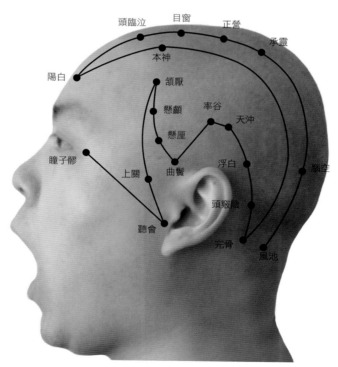

圖12-1　足少陽膽經穴位體表圖（a）

陽白

在頭部，眉上一寸，瞳孔直上。

頭臨泣

在頭部，前髮際上0.5寸，瞳孔直上。

目窗

在頭部，前髮際上1.5寸，瞳孔直上。

正營

在頭部，前髮際上2.5寸，瞳孔直上。

承靈

在頭部，前髮際上4寸，瞳孔直上。

腦空

在頭部，橫平枕外隆凸的上緣，風池直上。

風池

在頸後區，枕骨之下，胸鎖乳突肌上端與斜方肌上端之間的凹陷中。

肩井

在肩胛區，第七頸椎棘突與肩峰最外側點連線的中點。

淵腋

在胸外側區，第四肋間隙中，在腋中線上。

輒筋

在胸外側區，第四肋間隙中，腋中線前1寸。

日月

在胸部，第七肋間隙，前正中線旁開4寸。

京門

在上腹部，第十二肋骨游離端下際。

帶脈

在側腹部，第十一肋骨游離端垂線與臍水平線的交點上。

五樞

在下腹部，橫平臍下3寸，髂前上棘內側。

維道

在下腹部，髂前上棘內下0.5寸。

居髎

在臀區，髂前上棘與股骨大轉子最凸點連線的中點處。

環跳

在臀區，股骨大轉子最凸點與骶管裂孔連線上的外1／3與內2／3交點處。

風市

在股部，直立垂手，掌心貼於大腿時，中指尖所指凹陷中，髂脛束後緣。

中瀆

在股部，膕橫紋上7寸，髂脛束後緣。

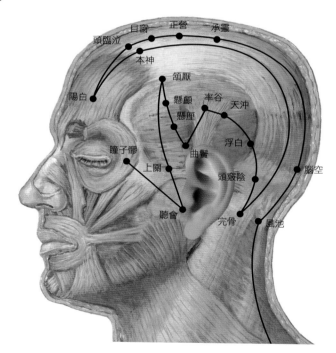

圖12-2　足少陽膽經穴位解剖圖（a）

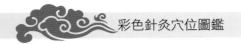

膝陽關

在膝部，股骨外上髁後上緣，股二頭肌腱與髂脛束之間的凹陷中。

陽陵泉

在小腿外側，腓骨頭前下方凹陷中。

陽交

在小腿外側，外踝尖上7寸，腓骨後緣。

外丘

在小腿外側，外踝尖上7寸，腓骨前緣。

光明

在小腿外側，外踝尖上5寸，腓骨前緣。

陽輔

在小腿外側，外踝尖上4寸，腓骨前緣。

懸鐘

在小腿外側，外踝尖上3寸，腓骨前緣。

丘墟

在踝區，外踝的前下方，趾長伸肌腱的外側凹陷中。

足臨泣

在足背，第四、第五蹠骨底結合部的前方，第五趾長伸肌腱外側凹陷中。

地五會

在足背，第四、第五蹠骨間，第四蹠趾關節近端凹陷中。

俠溪

在足背，第四、第五趾間，趾蹼緣後方赤白肉際處。

足竅陰

在足趾，第四趾末節外側，趾甲根角側後方0.1寸（指寸）。

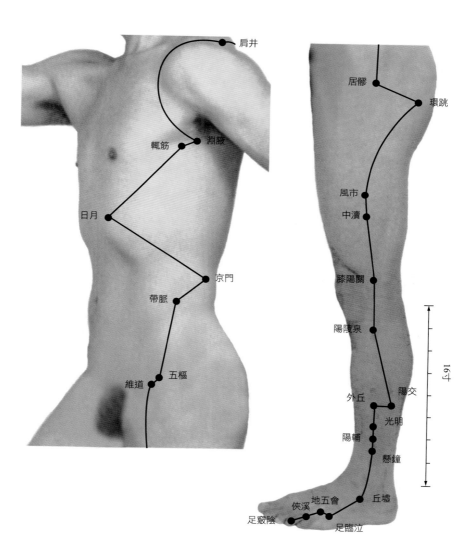

圖12-3　足少陽膽經穴位體表圖（b）

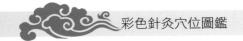
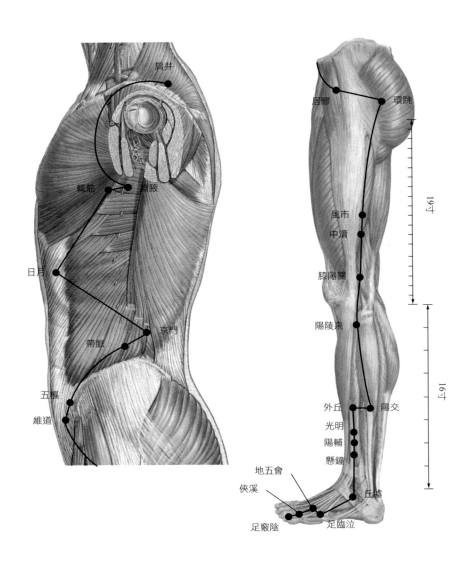

圖12-4　足少陽膽經穴位解剖圖（b）

第十三章

足厥陰肝經經穴

大敦

在足趾，大趾末節外側，趾甲根角側後方0.1寸（指寸）。

行間

在足背，第一、第二趾間，趾蹼緣後方赤白肉際處。

太沖

在足背，當第一、第二蹠骨間，蹠骨底結合部前方凹陷中，或觸及動脈搏動。

中封

在踝區，內踝前，脛骨前肌腱的內側緣凹陷處。

蠡溝

在小腿內側，內踝尖上5寸，脛骨內側面的中央。

中都

在小腿內側，內踝尖上7寸，脛骨內側面的中央。

膝關

在膝部，脛骨內側髁的下方，陰陵泉後1寸。

曲泉

在膝部，膕橫紋內側端，半腱肌肌腱內緣凹陷中。

陰包

在股前區，髕底上4寸，股內肌與縫匠肌之間。

足五里

在股前區，氣沖直下3寸，動脈搏動處。

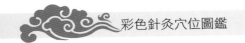

陰廉

在股前區，氣沖直下2寸。

急脈

在腹股溝區，橫平恥骨聯合上緣，前正中線旁開2.5寸處。

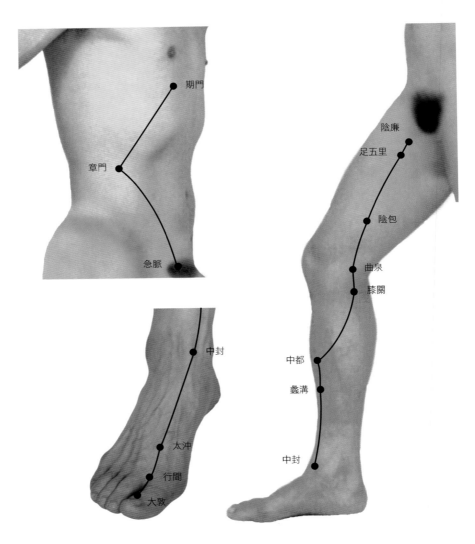

圖13-1　足厥陰肝經穴位體表圖

章門

在側腹部，第十一肋游離端的下際。

期門

在胸部，第六肋間隙，前正中線旁開4寸。

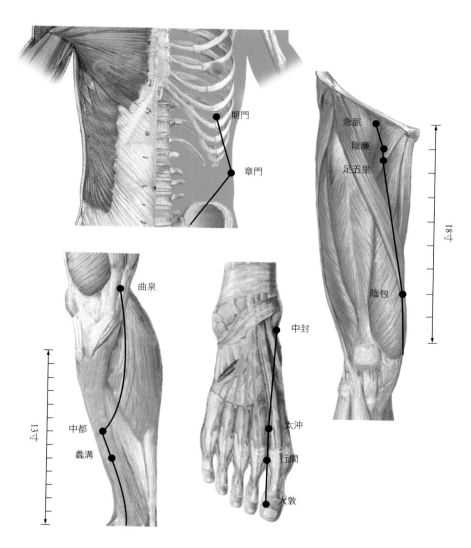

圖13-2　足厥陰肝經穴位解剖圖

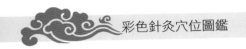
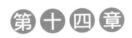

督脈經穴

長強

在會陰區，尾骨下方，尾骨端與肛門連線的中點處。

腰俞

在骶區，正對骶管裂孔，後正中線上。

腰陽關

在脊柱區，第四腰椎棘突下凹陷中，後正中線上。

命門

在脊柱區，第二腰椎棘突下凹陷中，後正中線上。

懸樞

在脊柱區，第一腰椎棘突下凹陷中，後正中線上。

脊中

在脊柱區，第十一胸椎棘突下凹陷中，後正中線上。

中樞

在脊柱區，第十胸椎棘突下凹陷中，後正中線上。

筋縮

在脊柱區，第九胸椎棘突下凹陷中，後正中線上。

至陽

在脊柱區，第七胸椎棘突下凹陷中，後正中線上。

靈台

在脊柱區，第六胸椎棘突下凹陷中，後正中線上。

神道

在脊柱區，第五胸椎棘突下凹陷中，後正中線上。

身柱

在脊柱區，第三胸椎棘突下凹陷中，後正中線上。

陶道

在脊柱區，第一胸椎棘突下凹陷中，後正中線上。

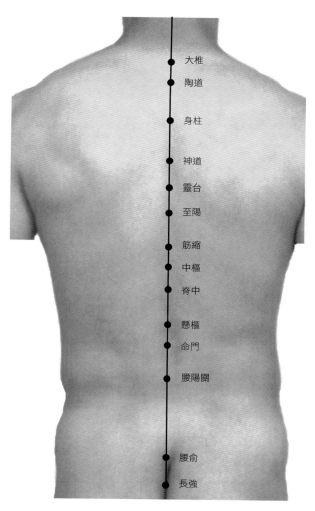

圖14-1　督脈穴位體表圖（a）

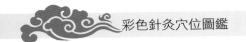

大椎

在脊柱區，第七頸椎棘突下凹陷中，後正中線上。

啞門

在頸後區，第二頸椎棘突上際凹陷中，後正中線上。

風府

在頸後區，枕外隆突直下，兩側斜方肌之間凹陷中。

腦戶

在頭部，枕外隆凸的上緣凹陷中。

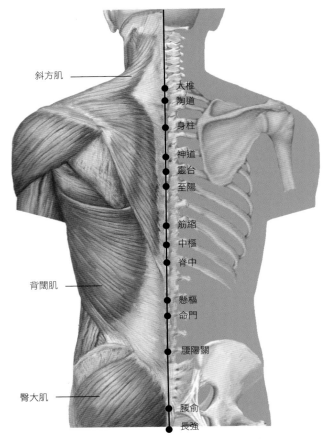

圖14-2　督脈穴位解剖圖（a）

強間

在頭部，後髮際正中直上4寸。

後頂

在頭部，後髮際正中直上5.5寸。

百會

在頭部，前髮際正中直上5寸。

前頂

在頭部，前髮際正中直上3.5寸。

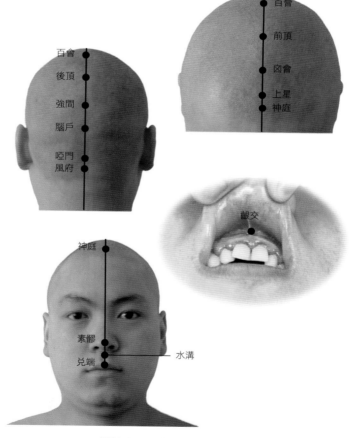

圖14-3　督脈穴位體表圖（b）

囟會

在頭部，前髮際正中直上2寸。

上星

在頭部，前髮際正中直上1寸。

神庭

在頭部，前髮際正中直上0.5寸。

素髎

在面部，鼻尖的正中央。

水溝

在面部，人中溝的上1／3與中1／3交點處。

兌端

在面部，上唇結節的中點。

齦交

在上唇內，上唇系帶與上牙齦的交點。

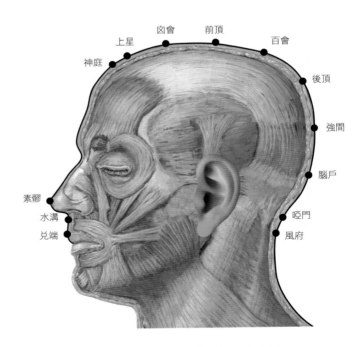

圖14-4　督脈穴位解剖圖（b）

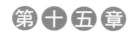

任脈經穴

會陰

在會陰區。男性在陰囊根部與肛門連線的中點，女性在大陰唇後聯合與肛門連線的中點。

曲骨

在下腹部，恥骨聯合上緣，前正中線上。

中極

在下腹部，臍中下4寸，前正中線上。

關元

在下腹部，臍中下3寸，前正中線上。

石門

在下腹部，當臍中下2寸，前正中線上。

氣海

在下腹部，臍中下1.5寸，前正中線上。

陰交

在下腹部，臍中下1寸，前正中線上。

神闕

在臍區，臍中央。

水分

在上腹部，臍中上1寸，前正中線上。

下脘

在上腹部，臍中上2寸，前正中線上。

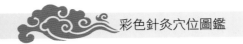

建里

在上腹部，臍中上3寸，前正中線上。

中脘

在上腹部，臍中上4寸，前正中線上。

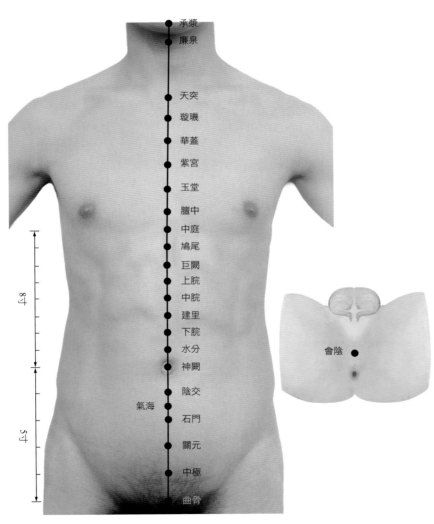

圖15-1 穴位體表圖

上脘

在上腹部，臍中上5寸，前正中線上。

巨闕

在上腹部，臍中上6寸，前正中線上。

鳩尾

在上腹部，劍胸結合部下1寸，前正中線上。

中庭

在胸部，劍胸結合中點處，前正中線上。

膻中

在胸部，橫平第四肋間隙，前正中線上。

玉堂

在胸部，橫平第三肋間隙，前正中線上。

紫宮

在胸部，橫平第二肋間隙，前正中線上。

華蓋

在胸部，橫平第一肋間隙，前正中線上。

璇璣

在胸部，胸骨上窩下1寸，前正中線上。

天突

在頸前區，胸骨上窩中央，前正中線上。

廉泉

在頸前區，喉結上方，舌骨上緣凹陷中，前正中線上。

承漿

在面部，頦唇溝的正中凹陷處。

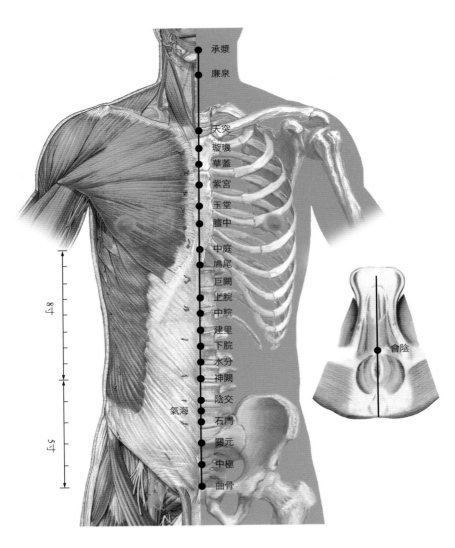

承漿
廉泉
天突
璇璣
華蓋
紫宮
玉堂
膻中
中庭
鳩尾
巨闕
上脘
中脘
建里
下脘
水分
神闕
陰交
氣海
石門
關元
中極
曲骨

8寸
5寸

會陰

圖15-2　任脈穴位解剖圖

第二篇

實用針灸經外奇穴圖譜

　　經外奇穴，簡稱「奇穴」，是指十四經穴之外，具有固定名稱、位置和主治等的俞穴。同時，一些經穴經過配伍成為固定的穴組，具有特殊的治療作用，也可稱之為經外奇穴。「奇」有「奇零」之義，是指這些俞穴相對於十四經穴來說，比較零散，無固定的歸經。同時又有「奇特」、「奇效」之義，即這些俞穴對某些疾病具有神奇的治療效果。

　　經外奇穴的起源很早。其概念早在《黃帝內經》中已有提及，稱之為「奇輸」，在針灸臨床中發揮著十分重要的作用。由於經外奇穴的主治作用一般比較單純，對某些病症具有特殊的療效，如四縫治療小兒疳積，二白治療痔瘡等。因此，在某些疾病的治療中往往能產生令人滿意的治療效果。

　　歷代醫家在針灸臨床實踐中都特別重視奇穴的應用，並且在大量的臨床實踐中不斷總結經驗，發現大量的、療效確切的經外奇穴，豐富了針灸俞穴學的內容，使經外奇穴同十四經穴一樣，成為針灸俞穴學不可或缺的重要組成部分。

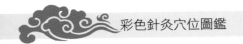

頭頸部奇穴

四神聰

【定位】在頭部，百會前、後、左、右各旁開1寸，共4穴。

【主治】失眠、健忘、癲癇、頭痛、眩暈等。

天聰

【定位】在頭部，前正中線入前髮際為鼻尖至髮際距離的1／2處。

【主治】頭痛、目赤腫痛、傷寒。

寅門

【定位】在頭部，前正中線入前髮際1.8寸處。

【主治】前頭痛、高血壓、額竇炎、鼻炎、黃疸等。

囟中

【定位】在頭部，前髮際正中直上1.5寸處。

【主治】小兒急、慢驚風、暴癇。

插花

【定位】在頭部，額角直上入髮際1.5寸，頭維穴後1寸處。

【主治】頭頂疔瘡、偏頭痛。

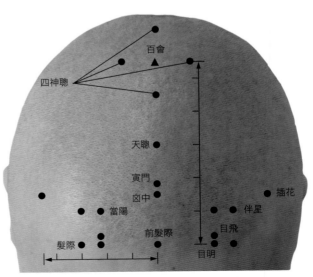

圖1-1　四神聰～髮際體表

當陽

【定位】在頭部，瞳孔直上，前髮際上1寸。

【主治】失眠、健忘、癲癇、頭痛、眩暈等。

伴星

【定位】在頭部，入前髮際1寸，正中線旁開3寸處。

【主治】偏頭痛、癲癇、眩暈、鼻中瘜肉。

目飛

【定位】在頭部，瞳孔直上入前髮際0.2寸。

【主治】鼻出血、額神經痛、心悸、急性鼻炎、淚腺炎。

前髮際

【定位】在頭部，前髮際之中點處。

【主治】失眠、健忘、癲癇、頭痛、眩暈等。

目明

【定位】在頭部，瞳孔直上，前髮際邊緣處。

【主治】頭痛、太陽連腦痛、眼球充血、視力減退。

髮際

【定位】在頭部，前髮際上，直對眼外眥，或前髮際正中旁開3寸處。

【主治】頭暈、頭痛、頭風、額面疔瘡、鼻炎。

額中

【定位】在面部，前正中線上，眉間直上1寸處。

【主治】面額痛、爛眼弦、眩暈、嘔吐。

天護

【定位】在面部，額部正中線，眉間直上0.5寸。

【主治】前頭痛、小兒驚癇、面癱。

印堂

【定位】在頭部，兩眉毛內側端中間的凹陷中。

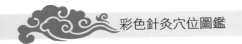

【**主治**】失眠、健忘、癲癇、頭痛、眩暈、鼻衄等。

魚腰

【**定位**】在額部，瞳孔直上，眉毛中。

【**主治**】眼瞼瞤動、口眼歪斜、眼瞼下垂、鼻衄。

上明

【**定位**】在眼部，眉弓中點，眶上緣下。

【**主治**】目疾。

內睛明

【**定位**】在眼裂內，眼內眥淚阜上。

【**主治**】紅眼病、結膜炎、視網膜出血、視神經萎縮、視力不清。

魚尾

【**定位**】在眼部，眼外眥外方約0.1寸處。

【**主治**】頭痛、偏頭痛、目疾、顏面神經麻痺。

顳顬

【**定位**】在面部，在眉毛外端與眼外眥角線邊的中點。

【**主治**】頭痛、眩暈、顏面神經麻痺、眼部疾患。

球後

【**定位**】在面部，眶下緣外1／4與內3／4交界處。

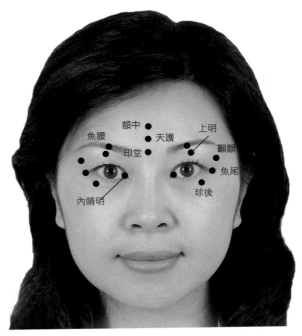

圖1-2　額中～球後體表圖

【主治】視神經炎、青光眼、內斜視、虹膜睫狀體炎。

山根

【定位】在面部，兩目內眥連線的中點。

【主治】小兒驚癇、感冒，頭痛，鼻炎，結膜炎。

鼻柱

【定位】在面部，人中溝根部，即鼻中膈之下緣。

【主治】顏面神經麻痺、目赤腫痛、迎風流淚、急救。

上迎香

【定位】在面部，鼻翼軟骨與鼻甲的交界處，近鼻唇溝上端處。

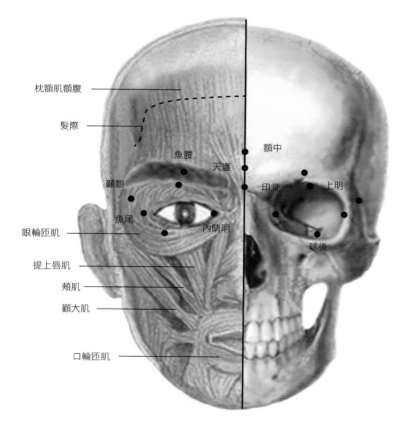

圖1-3　額中～球後解剖圖

【主治】過敏性鼻炎、鼻寶炎、鼻出血、嗅覺減退等。

鼻通

【定位】在面部，鼻骨下凹陷中，鼻唇溝上端盡處。

【主治】鼻炎、鼻塞、鼻部疔瘡。

散笑

【定位】在面部，鼻唇溝中點處。

【主治】各種鼻炎、顏面療瘡、顏面神經麻痺。

火療

【定位】在面部，人中溝上、中1／3交點兩側旁開寸處。即人中穴兩側旁開1寸處。

【主治】閃腰、腰痛、肋痛。

燕口

【定位】在面部，兩口角赤白肉際處。

【主治】癲狂、口眼歪斜、便祕、尿閉、三叉神經痛。

夾承漿

【定位】在下頜部，當頦唇溝中點兩旁約1寸處（即下頜骨的頦孔處）。

【主治】面肌痙攣、面癱、三叉神經痛、牙齦炎、牙周炎等。

內迎香

【定位】在鼻孔內，

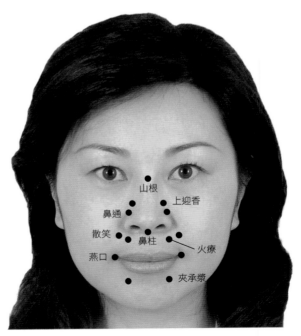

圖1-4　山根～夾承漿體表圖

當鼻翼軟骨與鼻甲交界的黏膜處。

【主治】頭痛、眩暈、急驚風、目赤腫痛、鼻炎等。

鼻丘

【定位】位於鼻腔內，鼻中甲前端。

【主治】過敏性鼻炎。

懸命

【定位】在口腔內，上唇繫帶的中央。

【主治】昏迷、癲狂、小兒驚癇、中暑等。

頰裡

【定位】在口腔內，口角向後1寸，與口角相平。

【主治】口腔炎、口腔潰瘍、牙齦炎、顏面神經麻痺。

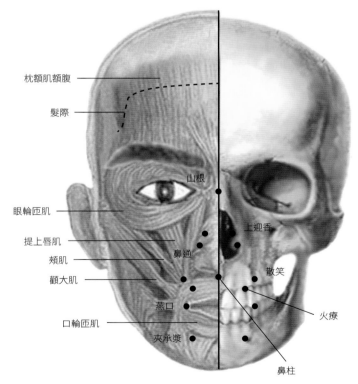

枕額肌額腹

髮際

山根

眼輪匝肌

上迎香

提上唇肌

鼻通

頰肌

散笑

顴大肌

燕口

火療

口輪匝肌

夾承漿

鼻柱

圖1-5　山根～夾承漿解剖圖

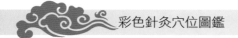
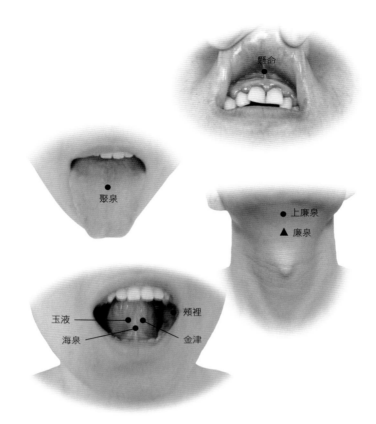

圖1-6　懸命～上廉泉圖

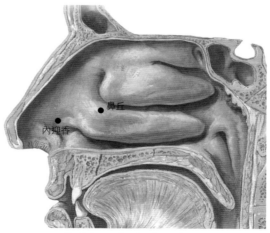

圖1-7　內迎香～鼻丘圖

聚泉

【定位】在口腔內，舌背正中縫的中點處。

【主治】咳嗽、哮喘、腦血管意外後遺症之語言障礙。

金津

【定位】在口腔內，舌下繫帶兩旁靜脈上，左為金津。

【主治】口腔炎、咽喉炎、扁桃腺炎、語言障礙等。

玉液

【定位】在口腔內，舌下繫帶兩旁靜脈上，右為玉液。

【主治】同金津。

海泉

【定位】在口腔內，舌下繫帶中點處。

【主治】口舌生瘡、咽喉炎、語言障礙、糖尿病等。

上廉泉

【定位】在頸前區，前正中線上，下頜骨下1寸外。

【主治】口腔炎、舌下神經麻痺、語言障礙等。

太陽

【定位】在頭部，眉梢與目外眥之間，向後約一橫指的凹陷中。

【主治】失眠、健忘、癲癇、頭痛、眩暈、目赤腫痛、三叉神經痛等。

耳上

【定位】在頭部，捲耳向前，耳尖直上三橫指處。

【主治】小兒暴癇。

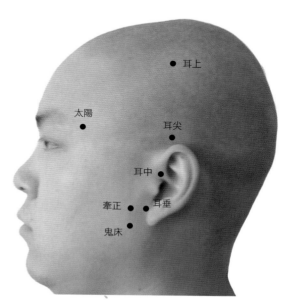

圖1-8　太陽～鬼床體表圖

耳尖

【定位】在耳區，在外耳輪的最高點。

【主治】急性結膜炎、麥粒腫、沙眼、頭痛、咽喉炎、高熱等。

耳中

【定位】在耳廓內，耳輪腳之中點處。

【主治】黃疸、寒暑疫毒、呃逆、蕁麻疹、皮膚瘙癢、小兒遺尿症、咯血。

耳垂

【定位】在耳區，耳垂中點處即是。

【主治】鎖口疔、目疾。

牽正

【定位】在面部，耳垂前方0.5寸，與耳垂中點相平處。

【主治】口瘡、下牙痛、腮腺炎、顏面神經麻痺。

鬼床

【定位】在面部耳前，耳垂下0.5寸相平之凹陷中。

【主治】耳鳴、耳聾、三叉神經痛、頸項強直、牙周炎、顏面神經麻痺、中風、下頜關節痛。

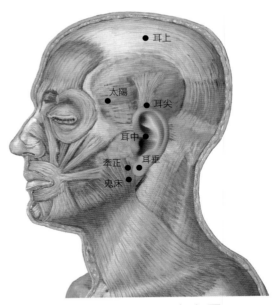

圖1-9　太陽～鬼床解剖圖

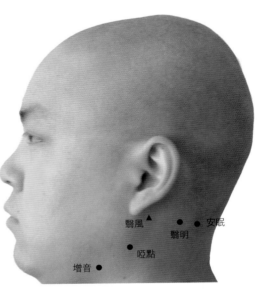

圖1-10　增音～安眠體表圖

增音

【定位】在頸部，甲狀軟骨切跡上凹陷與下頜骨之下頜角連線的中點。

【主治】瘖啞。

啞點

【定位】在頸外側部，下頜角下方，胸鎖乳突肌前緣凹陷中。

【主治】聾啞、扁桃腺炎、喉炎。

翳明

【定位】在項部，翳風穴後1寸處。

【主治】各種眼疾、耳鳴、頭痛、眩暈、失眠、精神病。

安眠

【定位】在項部，當翳風穴和風池穴連線的中點。

【主治】頭痛、眩暈、失眠、癇病、心悸、高血壓、耳聾、耳鳴。

大門

【定位】在頭部，後正中線上，後髮際上3.5寸處。即督脈之腦戶穴上寸處。

【主治】半身不遂。

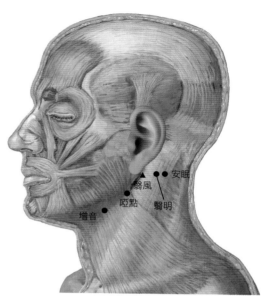

圖1-11　增音～安眠解剖圖

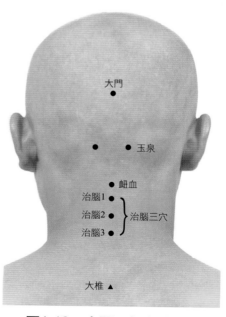

圖1-12　大門～衄血體表圖

91

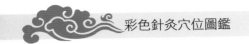

玉泉

【定位】在頭部，當枕處隆凸上緣直下1寸，後正中線旁開1.3寸，即玉枕穴下寸處。

【主治】瘖啞不語，頸項強直。

治腦三穴

【定位】在頸後區，後正中線上，第二、第三，第三、第四，第四、第五頸椎棘突之間各一穴。其中第二、第三頸椎棘突之間為治腦1，第三、第四頸椎棘突之間為治腦2，第四、第五頸椎棘突之間為治腦3。

【主治】大腦發育障礙。

衄血

【定位】在頸後區，項肌隆起間溝中，後髮際中點。

【主治】鼻衄。

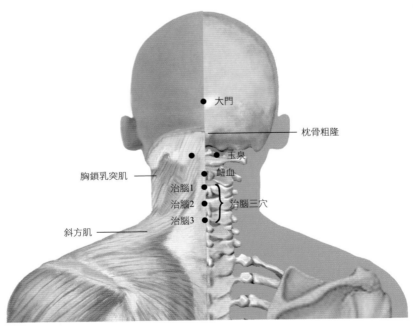

圖1-13　大門～衄血解剖圖

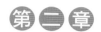

項背部及臀部奇穴

頸百勞

【定位】在項部，第七頸椎棘突直上2寸，後正中線旁開1寸。

【主治】支氣管炎、支氣管哮喘、肺結核、頸椎病等。

新設

【定位】在項部，當第三、第四頸椎之間，後正中線旁開1.5寸。

【主治】支氣管炎、哮喘、頭痛、頸肩部疼痛等。

崇骨

【定位】在項部，第六頸椎棘突下凹陷中。

【主治】感冒、咳嗽、喘息、癲癇、瘧疾、頸項強痛。

血壓點

【定位】在項部，當第六、第七頸椎棘突之間，後正中線旁開2寸。

【主治】高血壓、低血壓、頸椎病、落枕等。

頂椎

【定位】在項部，第七頸椎棘突高點處。

【主治】消渴、消小便數、頸椎病、肩痛。

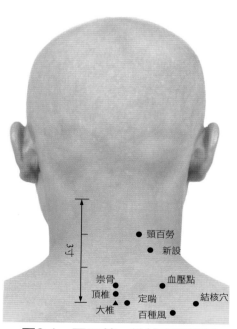

圖2-1　頸百勞～結核穴體表圖

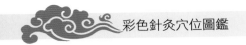
定喘

【定位】在脊柱區，橫平第七頸椎棘突下，後正中線旁開0.5寸。

【主治】支氣管炎、哮喘、百日咳、麻疹、肩背痛、落枕等。

百種風

【定位】在項部，第七頸椎棘突與第一胸椎棘突中點旁開2.3寸處。

【主治】百種風、咳喘、氣喘、肩背痛。

結核穴

【定位】在背部，當大椎穴旁開3.5寸處。

【主治】肺結核及其他結核病。

臣覺

【定位】在肩胛區，肩胛骨上角邊際。兩手相抱時，中指的盡端是穴。

【主治】癭病、肩胛疾病。

肩柱骨

【定位】在肩部，肩胛骨肩峰突起之高點處。

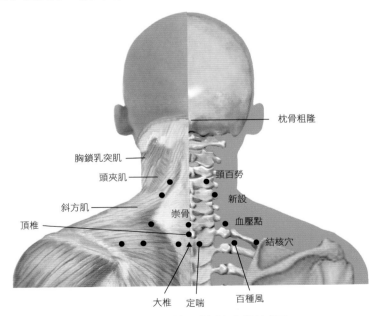

圖2-2　頸百勞～結核穴解剖圖

【主治】瘰癧、肩臂痛、手不能舉、齒痛。

胛縫

【定位】在脊柱區，肩胛骨內緣上下盡處，左右共4穴。

【主治】背痛、頸椎病、肩胛痛、肩背風濕痛。

頸臂

【定位】在頸部，位於鎖骨內1／3與外2／3交點處直上1寸，胸鎖乳突肌鎖骨頭肌腹後緣處取穴。

【主治】上肢疼痛，肩、臂、手指麻木和疼痛。

琵琶

【定位】在肩前部，鎖骨外側段前緣，喙突上緣凹陷中。

【主治】肩部疼痛、上肢不舉。

喇嘛

【定位】在肩胛區，天宗穴斜至腋後紋頭約1.5寸處，平譩譆穴。

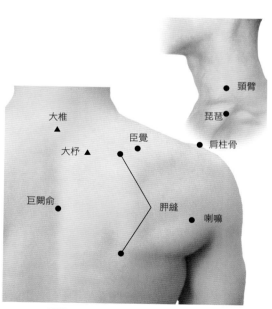

圖2-3　臣覺～巨闕俞體表圖

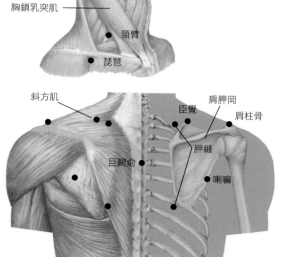

圖2-4　臣覺～巨闕俞解剖圖

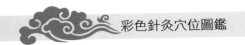

【主治】咽喉腫痛。

巨闕俞

【定位】在背部，當第四、第五胸椎棘突之間凹陷中。

【主治】支氣管炎、哮喘、肋間神經痛、失眠、心悸。

藏輸

【定位】在項部，第五胸椎棘突高點處。

【主治】卒病惡風、欲死不能語、肉痺不知人。

患門

【定位】在脊柱區，以患者足大趾端經足跟至膕橫紋的長度，將此長度自鼻尖沿中線向後量至背脊，從其盡處再旁開自鼻柱底至口角端距離處是穴。約位於第五胸椎棘突旁開1.5寸處。

【主治】五勞七傷、骨蒸潮熱、面黃羸瘦、飲食無味、困倦乏力、咳嗽痰喘、煩熱盜汗、遺精、心痛、胸背引痛。

尿血

【定位】在背部，第七胸椎棘突旁開5寸處。

【主治】尿血。

灸哮

【定位】在脊柱區，以繩環頸下垂至胸骨劍突尖，環轉向背，繩之中點平喉結，繩端著脊骨上處是穴。約當第八胸椎棘突高點處。

【主治】哮喘、咳嗽、支氣管炎。

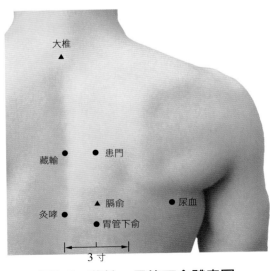

圖2-5　藏輸～胃管下俞體表圖

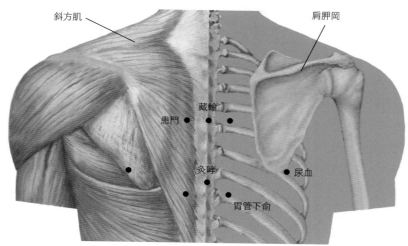

斜方肌　　　　　　　　　　　　　　　　肩胛岡

藏輸

患門

灸哮

尿血

胃管下俞

圖2-6　藏輸～胃管下俞解剖圖

胃管下俞

【**定位**】在脊柱區，橫平第八胸椎棘突下，後正中線旁開1.5寸。

【**主治**】胃炎、胰腺炎、支氣管炎、胸膜炎、肋間神經痛等。

騎竹馬

【**定位**】在脊柱區，以患者手中指尖至肘橫紋中點之長度，自尾骨尖向上量，其盡端兩旁各一中指同身寸處是穴。約在筋縮穴兩側各1寸處。

【**主治**】無名腫毒、發背癰疽、腸癰、牙痛、惡核瘰癧、疔瘡等。

督脊

【**定位**】在脊柱區，第七頸椎棘突與尾骨端連線的中點。約相當於第十一胸椎棘突下方凹陷處。

【**主治**】癲癇、脊髓疾患。

接脊

【**定位**】在背部，後正中線上，第十二胸椎棘突下凹陷中。

【**主治**】胃痙攣、慢性腸炎、痢疾、脫肛、癲癇、腰肌勞損等。

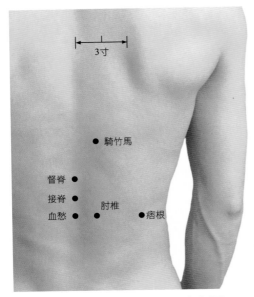

圖2-7 騎竹馬～痞根體表圖

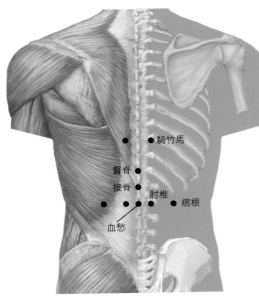

圖2-8 騎竹馬～痞根解剖圖

血愁

【定位】在腰部，後正中線上，第一腰椎棘突下凹陷中。

【主治】便血、衄血、吐血等一切血症。

肘椎

【定位】在脊柱區，俯臥，垂肘貼身，當兩肘尖連線與後正中線交點旁開1寸處，約平第一腰椎棘突。

【主治】脘腹脹痛、霍亂吐瀉、嘔吐下痢、便血，小腿轉筋。

痞根

【定位】在腰區，橫平第一腰椎棘突下，後正中線旁開3.5寸。

【主治】胃痙攣、胃炎、胃擴張、肝炎、肝脾腫大、疝氣、腎下垂、腰肌勞損。

腸風

【定位】在腰部，第二腰椎棘突下，後正中線旁開1寸處。

【主治】腸風、痔瘡、消渴、黃疸、腰痛、遺尿、遺精。

消癧

【定位】在脊柱區，以平結喉之頸項周長，自大椎穴沿脊柱直下

盡處旁開半口寸。約在第二腰椎棘突下旁開半口寸處。

【主治】瘰癧。

竹杖

【定位】在脊柱區，後正中線上與臍相對之椎骨上是穴。約為第三腰椎棘突上。

【主治】腰痛、便血、吐血、衄血、痔瘡、脫肛、陰挺、小便不利、慢性腸炎、脊髓疾患。

下極俞

【定位】在腰區，當後正中線上，第三腰椎棘突下。

【主治】腎炎、遺尿、腸炎、腰肌勞損。

腰宜

【定位】在腰區，橫平第四腰椎棘突下，後正中線旁開約3寸凹陷中。

【主治】睪丸炎、遺尿、腎炎、腰肌勞損、腰椎間盤突出症等。

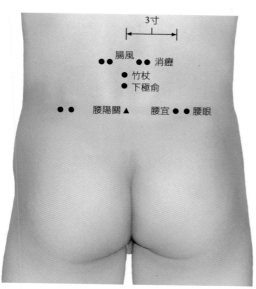

圖2-9　腸風～腰眼體表圖

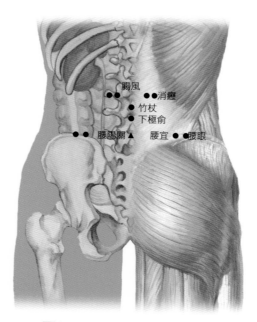

圖2-10　腸風～腰眼解剖圖

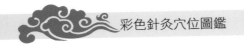
腰眼

【定位】在腰區，橫平第四腰椎棘突下，後正中線旁開約3.5寸凹陷中。

【主治】睪丸炎、遺尿、腎炎、腰肌勞損。

十七椎

【定位】在腰區，當後正中線上，第五腰椎棘突下凹陷中。

【主治】月經不調、痛經、功能性子宮出血、痔瘡、坐骨神經痛、小兒麻痺後遺症、腰骶部疼痛等。

健步

【定位】在脊柱區，髂後上棘與第五腰椎棘突之間凹陷處。

【主治】腰腿疼痛、下肢痿躄。

腰奇

【定位】在骶區，尾骨端直上2寸，骶角之間凹陷中。

【主治】癲癇、失眠、頭痛、便祕。

尾窮骨

【定位】在骶區，尾骨尖上1寸及後正中線旁開1寸處。共3穴。

【主治】腰痛、尾骶骨痛、便祕、尿閉、痔疾。

臀中

【定位】在臀部，以股骨大轉子和坐骨結節連線為底邊，向上作一等邊三角形，於三角形的頂點取穴。

【主治】坐骨神經痛、小兒麻痺後遺症、腦血管病後遺

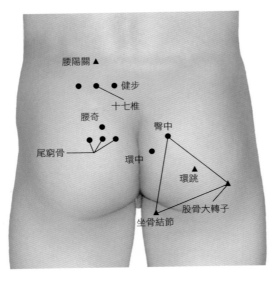

圖2-11　十七椎～環中體表圖

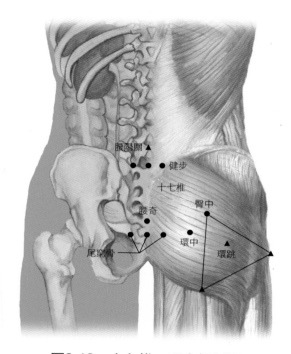

圖2-12　十七椎〜環中解剖圖

症。

環中

【定位】在臀部，環跳穴與腰俞穴連線的中點處。

【主治】坐骨神經痛、腰腿痛。

四花

【定位】在脊柱區，第七、第十胸椎棘突下旁開1.5寸，亦即膈俞、膽俞2穴。

【主治】瘰癧、咳嗽、哮喘、虛弱羸瘦。

脊背五穴

【定位】在脊柱區，第二胸椎棘突高點一穴，尾骨端一穴，上兩穴連線中點的脊骨上一穴，再以前兩穴連線的1／2折作一等邊三角形，其上角置於中間一穴，底邊呈水平狀，下兩角也為灸穴，共五穴。

【主治】癲狂、驚癇。

夾脊

【定位】在脊柱區，第一胸椎至第五腰椎棘突下兩側，後正中線旁開0.5寸，一側17穴。

【主治】上胸部的穴位治療心、肺、上肢疾患；下胸部的穴位治療胃腸疾患；腰部的穴位治療腰、腹、下肢疾患。

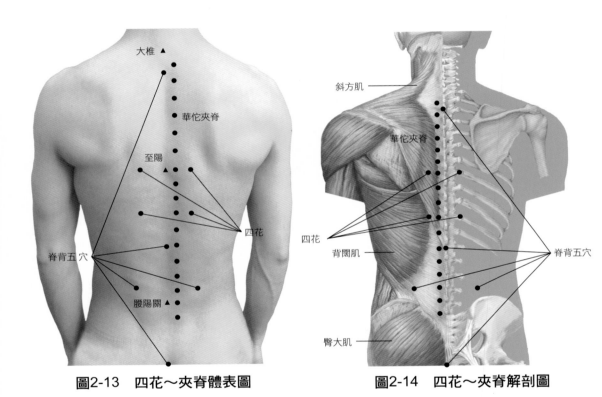

圖2-13　四花～夾脊體表圖　　　　圖2-14　四花～夾脊解剖圖

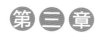

胸腹部奇穴

轉谷

【定位】在側胸部，腋前皺襞直下，當第三肋間隙處。

【主治】胸脇支滿、食欲不振、嘔吐、肋間神經痛。

傳屍

【定位】在側胸部，乳頭外側旁開3寸處。

【主治】五屍（飛屍、遁屍、風屍、沉屍、屍疰）、心內膜炎、肋間神經痛、腰背肌痙攣、胸膜炎等。

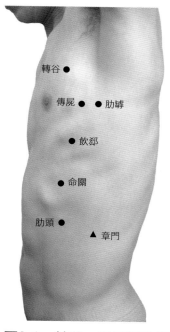

圖3-1　轉谷～肋頭體表圖

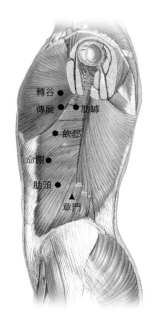

圖3-2　轉谷～肋頭解剖圖

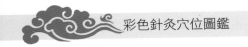
肋罅

【定位】在側胸部，乳頭外側4寸之肋間隙處。

【主治】腹部疼痛、脅肋痛等。

飲郄

【定位】在胸部，第六肋間隙中，前正中線旁開6寸。

【主治】腹痛、腸鳴、胸脅痛、肺炎、胸膜炎、肝區疼痛等。

命關

【定位】在側胸部，舉臂取穴。以中脘與乳頭連線為一邊，向外作一等邊三角形，其外角是穴。

【主治】腹脹、水腫、小便不通、氣喘不臥、嘔吐翻胃、休息痢、大便失禁、脾瘧、脅痛不止、黃疸等。

肋頭

【定位】在側胸部，第十肋骨的前端。在足太陰脾經腹哀穴與足厥陰肝經章門穴連線中點取穴。

【主治】少腹堅大、腹脹、食不消、癲癇、癱瘓、高血壓。

截瘧

【定位】在胸部，乳頭直下4寸處。

【主治】瘧疾、胸脅痛。

風痱

【定位】在上腹部，臍上3.5寸處一穴，臍上4寸前正中線旁開1.5寸處各一穴，共3穴。

【主治】風痱不能語、手足不遂。

血門

【定位】在上腹部，臍上4寸，前正中線旁開3寸。

【主治】婦人腹中血塊、胃痛、納呆、消化不良等。

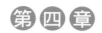

第四章

上肢部奇穴

肩前

【定位】在肩部，正坐垂臂，腋前紋頭頂端與肩連線的中點。

【主治】肩臂痛、臂不能舉、上肢癱瘓。

大泉

【定位】在肩前區，腋前紋頭，胸大肌下際取穴。

【主治】咳嗽、胸痛、缺乳、腹脹嘔吐、肩臂痛、肋間神經痛。

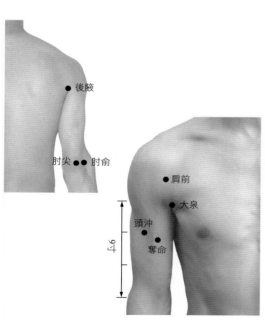

圖4-1　肩前～肘俞體表圖

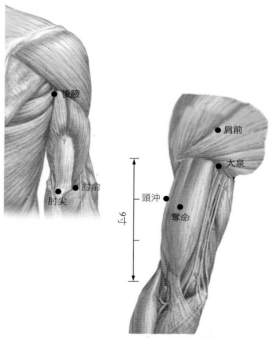

圖4-2　肩前～肘俞解剖圖

後腋

【定位】在肩胛區，雙手下垂，腋後紋頭端取穴。

【主治】瘰癧、癭、扁桃腺炎、咽炎、肩周炎等。

頭沖

【定位】在上臂部，肱二頭肌之橈側，伸手向前時側頭靠臂肘，鼻尖所觸之處是穴。

【主治】癭氣。

奪命

【定位】在上臂部，肩髃穴與尺澤穴連線的中點處。

【主治】暈厥、頭昏、上臂痠痛、丹毒、腹痛。

肘尖

【定位】在肘後區，尺骨鷹嘴的尖端。

【主治】頸淋巴結結核、癰疔瘡瘍。

肘俞

【定位】在肘內側區，尺骨鷹嘴與肱骨外上髁之間的凹陷中。

【主治】肘關節疾患、上肢疼痛、手指麻木。

手逆注

【定位】在前臂前區，腕掌側橫紋與肘橫紋連線的中點，距腕掌側橫紋6寸，掌長肌腱與橈側腕屈肌腱之間。

【主治】前臂疼痛、痙攣、麻痺、癔病。

疔俞

【定位】在前臂前區尺側緣，腕橫紋上4

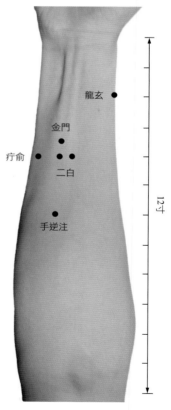

圖4-3　手逆注～龍玄體表圖

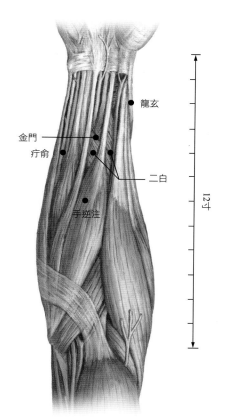

龍玄

金門

疔俞

二白

手逆注

12寸

圖4-4　手逆注～龍玄解剖圖

寸處。

【主治】疔癰惡瘍、腫物。

二白

【定位】在前臂前區，腕掌側遠端橫紋上4寸，橈側腕屈肌腱的兩側各1穴。共4穴。

【主治】脫肛、痔瘡。

金門

【定位】在前臂部，掌側腕橫紋上3.5寸，掌長肌腱與橈側腕屈肌腱之間。

【主治】瘰癧。

龍玄

【定位】在前臂部，前臂橈側腕橫紋上2寸，列缺穴上方0.5寸之靜脈處。

【主治】手疼、下牙痛。

中泉

【定位】在前臂後區，腕背側遠端橫紋上，指總伸肌腱橈側的凹陷中。

【主治】支氣管炎、支氣管哮喘、胃炎、腸炎等。

一窩風

【定位】在腕後區，腕背橫紋中點，與中指直對處。

【主治】腹痛，泄瀉，急、慢驚風。

外勞宮

【定位】在手背，第二、第三掌骨間，掌指關節後0.5寸（指寸）凹陷中。

【主治】頸椎病、落枕、偏頭痛、咽喉炎。

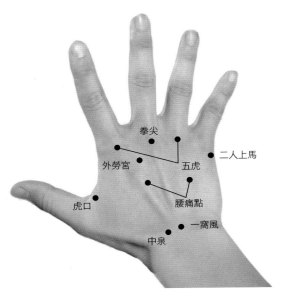

圖4-5　中泉～拳尖體表圖

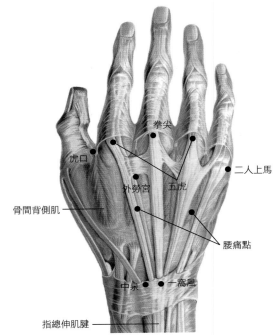

圖4-6　中泉～拳尖解剖圖

腰痛點

【定位】在手背，當第二、第三掌骨及第四、第五掌骨間，腕背側遠端橫紋與掌指關節中點處，一側2穴。

【主治】急性腰扭傷。

虎口

【定位】在手背，側掌，拇、食指分開，第一、第二指指蹼中點上方赤白肉際處。

【主治】煩熱、頭痛、眩暈、失眠、盜汗、牙痛等。

二人上馬

【定位】在手背尺側，第五掌骨小頭後方，或對遠側腕橫紋，直對小指，當後溪穴的背側。

【**主治**】小便赤澀。

五虎

【**定位**】在手背，第二到第四掌骨小頭高點處。

【**主治**】手指拘攣。

拳尖

【**定位**】在手背，俯掌握拳，第三掌骨小頭高點處。

【**主治**】目赤、目痛、目翳。

八邪

【**定位**】在手背，第一至第五指間。指蹼緣後方赤白肉際處，左右共8穴。

【**主治**】手指關節疾病、手指麻木、頭痛、咽痛。

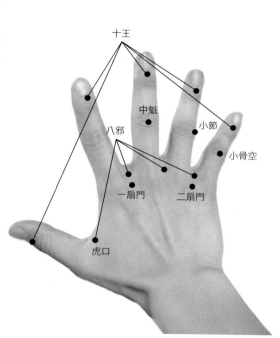

圖4-7　八邪～十王體表圖

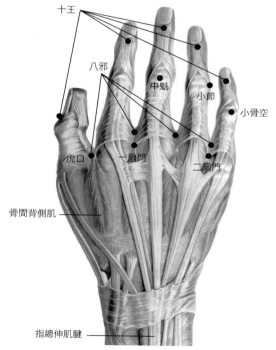

圖4-8　八邪～十王解剖圖

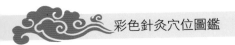

一扇門

【定位】在手背，第二、第三掌指關節前緣，食指與中指之間指蹼緣赤白肉際下0.5寸處。

【主治】熱不退、汗不來、疔瘡、目疾。

二扇門

【定位】在手背，第四、第五掌指關節前緣，無名指與小指之間指蹼緣赤白肉際下0.5寸處。

【主治】熱不退、汗不來、疔瘡、目疾。

中魁

【定位】在手指，中指背面，近側指間關節的中點處。

【主治】急性胃炎、賁門梗阻、鼻衄。

小節

【定位】在手指，無名指背面，近側指間關節的尺側緣。

【主治】耳痛，偏頭痛，急性扭傷，脇肋痛，肝痛。

小骨空

【定位】在手指，小指背面，近側指間關節的中點處。

【主治】眼病、咽喉炎、掌指關節痛等。

十王

【定位】在手指，十指背側，沿指甲根正中點向皮膚部移行約0.1寸處。

【主治】高熱、昏迷、中暑、霍亂、小兒驚厥。

小天心

【定位】在手掌根部，大魚際與小魚際相接處。

【主治】驚風抽搐、高熱神昏、小便不通。

板門

【定位】在手掌區，當第一掌骨基底向內0.5寸處。

【主治】嘔吐、泄瀉、扁桃腺炎、喉炎、牙痛。

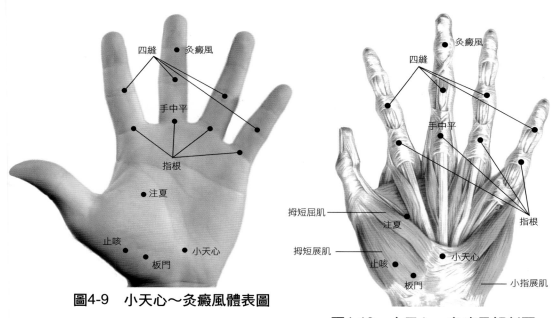

圖4-9　小天心～灸癭風體表圖

圖4-10　小天心～灸癭風解剖圖

止咳

【定位】在手掌橈側緣，第一掌骨基底凹陷後0.5寸，魚際穴上0.5寸。

【主治】氣短、咳嗽、心臟病。

注夏

【定位】在掌區，第二掌骨橈側緣中點，與合谷相對處。

【主治】夏令食欲不振、消化不良、嘔吐、腹瀉。

指根

【定位】在手掌側，第二、第三、第四、第五指掌指橫紋中點處。左右共8穴。

【主治】手部疔瘡、五指盡痛、腹痛嘔吐、熱病。

手中平

【位置】在手掌，中指根與掌相接處之橫紋中央。

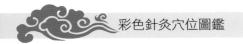
【主治】口臭、口糜。

四縫

【定位】在手指，第二至第五指掌面的近側指間關節橫紋的中央，一手4穴。

【主治】百日咳、哮喘、小兒消化不良、腸蛔蟲病。

灸癜風

【定位】在手指，中指掌側，遠側指間關節橫紋中點稍前方。

【主治】白癜風。

十宣

【定位】在手指，十指尖端，距指甲游離緣0.1寸（指寸），左右共10穴。

【主治】昏迷、休克、急性咽喉炎、急性胃腸炎、扁桃腺炎、高血壓等。

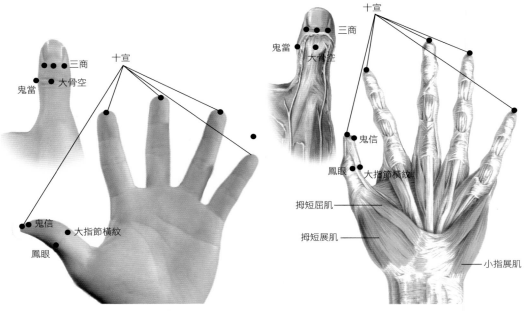

圖4-11　十宣～鬼當體表圖　　　圖4-12　十宣～鬼當解剖圖

承命

【定位】在小腿內側，脛骨內側面後緣，太溪穴上3寸處。

【主治】癲癇、下肢浮腫。

外踝上

【定位】在小腿外側，外踝高點直上3寸處。

【主治】腳氣、轉筋。

內踝上

【定位】在小腿內側，脛骨內側面後緣，內踝尖上1寸。

【主治】諸風、筋急、漏瘡、婦女欲斷產。

內踝尖

【定位】在踝區，內踝尖的最凸起處。

【主治】下牙痛、腓腸肌痙攣。

外踝尖

【定位】在踝區，外踝的最凸起處。

【主治】牙痛、腓腸肌痙攣。

營池

【定位】在踝區，足內踝下緣前、後方之凹陷處。每足2穴，左右共4穴。

【主治】月經過多、赤白帶下、尿閉。

外踝前交脈

【定位】在足背部，內、外踝高點經足背與小腿交界處橫紋連線的中、外1／4交點處。

【主治】牙痛、足部紅腫疼痛。

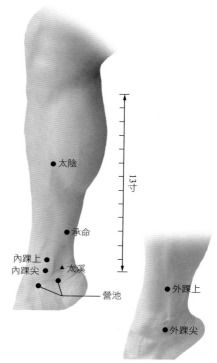

圖5-5　太陰～營池體表圖

121

曲尺

【定位】在足背，內踝前下方，脛骨前肌腱與拇長伸肌腱之間凹陷處。

【主治】小腹疼痛、遺精、疝氣。

八風

【定位】在足背，第一至第五趾間，趾蹼緣後方赤白肉際處，左右共8穴。

【主治】頭痛、牙痛、胃痛、月經不調。

遺尿灸

【定位】在足背，第一、第二趾縫端兩側，左右共4穴。

【主治】遺尿。

甲根

【定位】在足趾，足大趾背側、趾甲弧形中點處。

【主治】疝氣。

大趾聚毛

【定位】在足趾，足大趾背側，趾骨關節部之趾毛中。

【主治】中風不省人事、頭痛、眩暈、疝氣、睪丸炎。

女膝

【定位】在足跟部，足後跟正中線的跟骨中點，赤白肉際處取之。

【主治】坐骨神經痛、睪丸炎、卵巢炎、頭痛、牙痛等。

鼠尾

【定位】在足跟部，在跟骨的上緣中點小腿三頭肌肌腱上。

【主治】脫肛、痔瘡、淋巴結炎、前列腺炎。

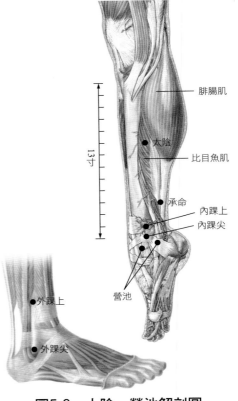

圖5-6　太陰～營池解剖圖

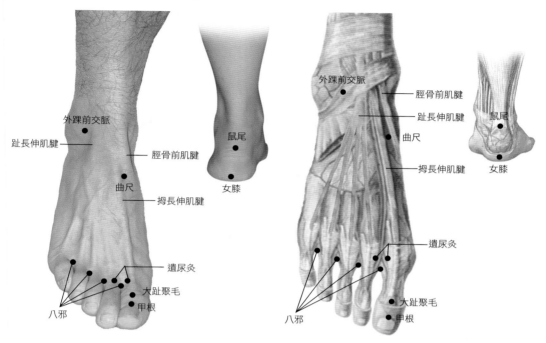

圖5-7　外踝前交脈～鼠尾體表圖　　圖5-8　外踝前交脈～鼠尾解剖圖

失眠

【定位】在足底，足底中線與內、外踝連線的交點處。

【主治】失眠、足跟疼痛。

足心

【定位】在足底，第二趾尖端至足跟連線之中點處。當湧泉穴後1寸凹陷中。

【主治】腹痛、婦女血崩、頭痛、頭暈、下肢足蹠攣痛。

裡內庭

【定位】在足掌面，第二、第三蹠趾關節前方凹陷中。

【主治】癲癇、骨痙攣、足趾麻木。

獨陰

【定位】在足底，第二趾的蹠側遠端趾間關節的中點。

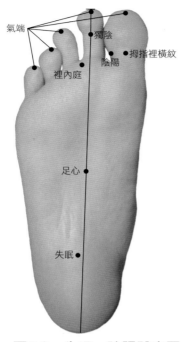

圖5-9　失眠～陰陽體表圖

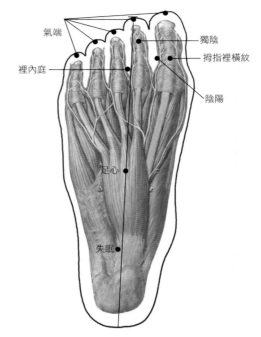

圖5-10　失眠～陰陽解剖圖

【主治】心絞痛、月經不調。

氣端

【定位】在足趾，十趾端的中央，距趾甲游離緣0.1寸（指寸），左右共10穴。

【主治】足趾麻木、腦血管意外急救、麥粒腫。

拇趾裡橫紋

【定位】在足趾，足大趾掌側，趾節橫紋之中點處。

【主治】卒中、疝氣。

陰陽

【定位】在足趾，足大趾趾骨關節內側橫紋端。

【主治】昏厥、赤白帶下、泄瀉。

等。

12.枕上正中線

在頭枕部，為枕外粗隆上方正中的垂直線，即自強間穴起至腦戶穴的連線。主治眼病、腰脊痛等。

13.枕上旁線

在頭枕部，與枕上正中線平行，並與之相距0.5寸處的直線。主治同枕上正中線。

14.枕下旁線

在頭枕部，為枕外粗隆下方兩側2寸長的垂直線，即自玉枕穴至天柱穴。主治小腦疾病引起的平衡障礙症狀、後頭痛等。

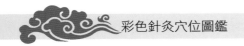

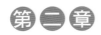

面部反射區

　　面部反射區療法，是透過刺激面部的一些特定反射區，用於治療多種疾病的方法。這種療法是在中醫「面部色診」的理論基礎上發展而來的。《靈樞‧五色》說：「五色各見其部，察其沉浮，以知淺深；察其澤夭，以觀成敗；察其散摶，以知遠近；視色上下，以知病處。」近人參考了古代文獻，透過臨床不斷實踐，於二十世紀50年代末，60年代初，確定了在面部治療全身疾病的24個分區，並取得了滿意的療效。

定 位

　　面部反射區計額、鼻及上唇正中7個反射區和鼻、眼、口旁、顴部及頰部17對反射區。（圖2-1、圖2-2）

　　1.頭面

　　位於額正中點

　　2.肺（印堂穴）

　　位於兩眉內端連線的中點。

　　3.咽喉

　　位於頭面與肺穴連線中點。

　　4.心（山根）

　　位於鼻梁骨最低處，兩眼目內眥連線中點

　　5.肝

　　位於心穴下鼻骨下緣接鼻軟骨處。

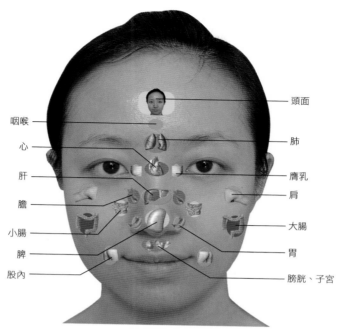

頭面

咽喉

心

肝

膽

小腸

脾

股內

肺

膺乳

肩

大腸

胃

膀胱、子宮

圖2-1　面部反射區－正面

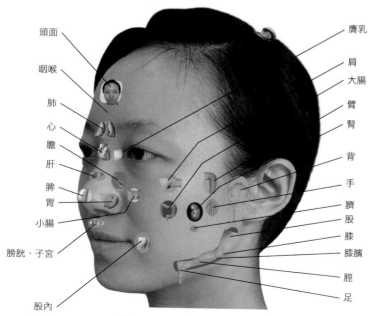

頭面

咽喉

肺

心

膽

肝

脾

胃

小腸

膀胱、子宮

股內

膺乳

肩

大腸

臂

腎

背

手

臍

股

膝

膝臏

脛

足

圖2-2　面部反射區－側面

6.脾（素髎）

位於鼻尖端處。

7.膀胱、子宮

位於人中溝中點

8.膽

位於肝穴兩側，內眼角直下，鼻梁骨下緣處

9.胃

位於脾穴兩側，鼻翼的中央

10.膺乳

位於心穴與內眼角中點。

11.小腸

位於膽、胃穴連線中點的外方。

12.大腸

位於目外眥直下方，顴骨下緣處。

13.腎

位於鼻翼，水平線與太陽穴直下垂線相交處。

14.臍

位於腎穴下0.3寸。

15.背（聽宮）

位於頰部中央外後方1寸處。

16.肩

位於目外眥直下方，膽穴外方。

17.手

位於臂穴之下方，顴骨弓下緣處。

18.臂

位於肩穴之後方與下關穴直上之交叉點。

19.股內

位於近地倉穴，口角旁0.5寸，上下唇吻合處。

20.股

位於耳垂與下頜角連線中上1／3交界處。

21.膝

位於耳垂與下頜角連線中下1／3交界處。

22.膝臏（頰車）

位於下頜角上方凹處。

23.脛

位於下頜角前方，下頜骨止緣

24.足

位於脛穴前方，目外眥直下，下頜骨上緣處。

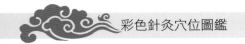

第三章

耳反射區

耳反射區療法是用針或其他方法刺激耳郭上的穴位，以防治疾病的一種方法。它的治療範圍較廣，操作方便，無副作用，並可用於外科手術麻醉，對疾病的診斷也有一定的參考意義。運用耳廓治病在我國歷史悠久，僅歷代有文字記載的耳穴就有耳尖、耳中、珠頂、鬱中、三扁桃效、耳湧、窗籠、殼背等。

歷代刺激耳殼治療過的病症已有頭痛、眼病、氣喘、面癱、胃痛等14種以上。1888年張振鋆就發表過耳背分屬五臟的示意圖。山西運城的「孫三爺」因其擅長針刺耳殼治病而出名。1956年山東省萊西縣衛生院發表了「針刺耳輪三點治療急性扁桃腺炎」的文章。

法國醫生於1956年提出了42個耳穴點和形如胚胎倒影的耳穴分布圖。並曾在1961年、1975年和1983年多次加以增補和修改，近年來又提出了「三個位相學說」的設想。法國R‧Jarhoot氏也在1971年提出過不同的耳穴。三十多年來，其他國家也曾提出過「腰痛點」、「疲勞恢復點」等少數耳穴。

P‧Nogier氏的耳穴圖於1958年介紹到我國，對我國針灸工作者有所啟發。我們在深入發掘古人經驗的同時，在診療和針灸麻醉上的實踐不斷提出了許多新耳穴，大大豐富了我們對耳穴的認識，逐步充實了我國的耳穴圖。目前，該圖在世界上傳布最廣，影響最大，已在近百個國家中得到運用。

為了便於研究和交流，我國受世界衛生組織西太區辦事處的委託，根據我國對耳穴的研究和實際應用情況，並參閱了英、法、德、日文文獻，選取了臨床上常用、療效好、不能為其他穴所代替的耳穴，並兼顧不同語種的人都易於掌握的原則，制訂了耳穴國際標準化方案。

定 位

　　耳穴在耳廓的分布有一定規律，一般來說耳廓穴位的分布如同一個倒置的胎兒，頭部朝下，臀部朝上。其分布規律是：與頭面部相應的穴位在耳垂或耳垂鄰近；與上肢相應的穴位在耳舟；與軀幹或下肢相應的穴位在對耳輪和對耳輪上、下腳；與內臟相應的穴位多集中在耳甲艇與耳甲腔；消化道在耳輪腳周圍環形排列。（圖3-1、圖3-2、圖3-3）

一、耳輪腳1穴

　　耳中

　　耳輪腳。

二、耳輪10穴

　　1.直腸

　　近屏上切跡的耳輪處，與大腸處同一水平線。

　　2.尿道

　　直腸上方，與膀胱同水平的耳輪處。

　　3.外生殖器

　　尿道上方，與交感同水平的耳輪處。

　　4.肛門

　　與對耳輪上腳前緣相對的耳輪處。

　　5.耳尖

　　耳輪端，與對耳輪上腳後緣相對的耳輪處。

　　6.結節

　　耳輪結節處。

　　7.輪1、輪2、輪3、輪4

　　在耳輪上，自耳輪結節下緣至輪垂切跡之間的耳輪分為四等分，由上而下依次為輪1、輪2、輪3、輪4。

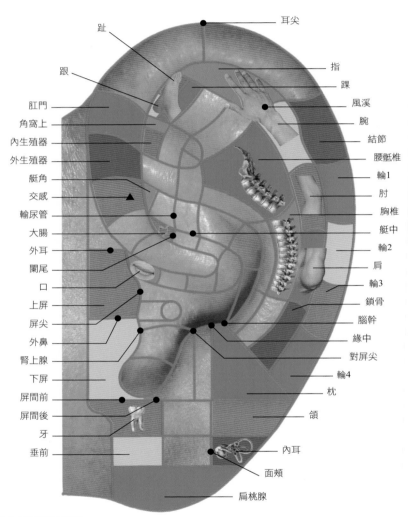

趾
跟
耳尖
指
踝
風溪
腕
肛門
角窩上
內生殖器
外生殖器
艇角
交感
輸尿管
大腸
外耳
闌尾
口
上屏
屏尖
外鼻
腎上腺
下屏
屏間前
屏間後
牙
垂前
結節
腰骶椎
輪1
肘
胸椎
艇中
輪2
肩
輪3
鎖骨
腦幹
緣中
對屏尖
輪4
枕
頷
內耳
面頰
扁桃腺

注：▲指示內側穴位

圖3-1　耳反射區-正面

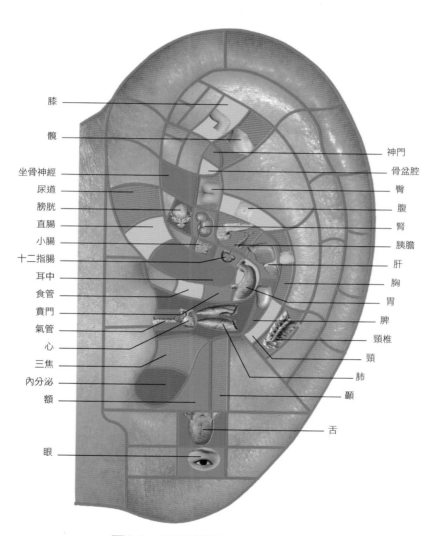

膝
髖
坐骨神經
尿道
膀胱
直腸
小腸
十二指腸
耳中
食管
賁門
氣管
心
三焦
內分泌
額
眼

神門
骨盆腔
臀
腹
腎
胰膽
肝
胸
胃
脾
頸椎
頸
肺
顳
舌

圖3-2　耳反射區-正面

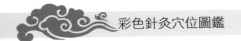

三、耳舟6穴

1.指

將耳舟分成六等分，自上而下，第一等分為指。

2.風溪

指、腕兩穴之間。

3.腕

第二等分為腕。

4.肘

第三等分為肘。

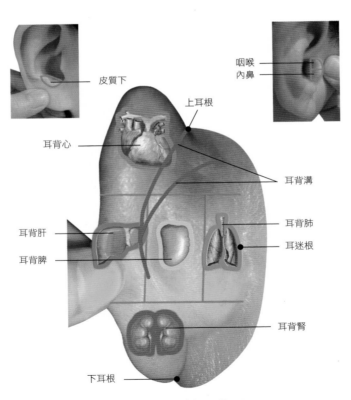

圖3-3　耳反射區-背面

5.肩

第四、第五等分為肩。

6.鎖骨

第六等分為鎖骨。

四、對耳輪上腳5穴

1.趾

對耳輪上腳的後上方，近耳尖部。

2.跟

對耳輪上腳的前上方，近三角窩上部。

3.踝

跟、膝兩穴之間。

4.膝

對耳輪上腳的中1／3處。

5.髖

對耳輪上腳的下1／3處。

五、對耳輪下腳3穴

1.臀

對耳輪下腳的後1／3處。

2.坐骨神經

對耳輪下腳前2／3處。

3.交感

對耳輪下腳的末端與耳輪交界處。

六、對耳輪體6穴

1.頸椎

在對耳輪體部，輪屏切跡至對耳輪上、下腳分叉處分為五等分，下1／5為頸椎。

2.胸椎

中2／5為胸椎。

3.**腰骶椎**

下2／5為腰骶椎。

4.**頸**

頸椎前側近耳腔緣。

5.**胸**

胸椎前側近耳腔緣。

6.**腹**

腰骶椎前側近耳腔緣。

七、三角窩5穴

1.**神門**

在三角窩內。對耳輪上、下腳分叉處稍上方。

2.**盆腔**

在三角窩內。對耳輪上、下腳分叉處稍下方。

3.**角窩中**

三角窩中1／3處。

4.**內生殖器**

三角窩前1／3凹陷處。

5.**角窩上**

三角窩前上方。

八、耳屏9穴

1.**上屏**

耳屏外側面上1／2處。

2.**下屏**

耳屏外側面下1／2處。

3.外耳

屏上切跡前方近耳輪部。

4.外鼻

耳屏外側面正中稍前。

5.屏尖

耳屏上部隆起的尖端。

6.腎上腺

耳屏下部隆起的尖端。

7.咽喉

耳屏內側面上1／2處。

8.內鼻

耳屏內側面下1／2處。

9.屏間前

屏間切跡前方，耳屏最下部，即耳屏2區下緣處。

九、對耳屏8穴

1.對屏尖

對耳屏的尖端。

2.緣中

對屏尖與輪屏切跡之間。

3.枕

對耳屏外側的後上方。

4.顳

對耳屏外側面的中部。

5.額

對耳屏外側的前下方。

6.皮質下

對耳屏內側面。

7.屏間後

屏間切跡後方，對耳屏下部，即對耳屏1區下緣處。

8.腦幹

輪屏切跡處，即對耳屏3、4區之間。

十、耳甲腔10穴

1.心

耳甲腔中央。

2.肺

耳甲腔中央周圍。

3.氣管

在耳甲腔內。外耳道口與心穴之間。

4.脾

耳甲腔的後上方。

5.內分泌

耳甲腔底部屏間切跡內。

6.三焦

耳甲腔底部屏穴上方。

7.口

耳輪腳下方前1／3。

8.食管

耳輪腳下方中1／3處。

9.賁門

耳輪腳下方後1／3處。

10.胃

耳輪腳消失處。

十一、耳甲艇11穴

1.十二指腸

耳輪腳上方後部。

2.小腸

耳輪腳上方中部

3.大腸

耳輪腳上方前部

4.闌尾

大、小腸兩穴之間

5.肝

耳甲艇的後下部。

6.胰膽

肝、腎兩穴之間。

7.腎

對耳輪上、下腳分叉處下方

8.膀胱

對耳輪下腳的前下方

9.輸尿管

腎區和膀胱區之間。

10.艇角

耳甲艇前上角。

11.艇中

耳甲艇中央。

十二、耳垂8穴

耳垂正面，從屏間切跡軟骨下緣至耳垂下緣劃三條等距水平線，再在第二水平線上引兩條垂直等分線，由前向後，由上向下把耳垂分為9個區。1區為牙、2區為舌、3區為頜、4區為垂前、5區為眼、6區為內耳、5、6區交界線周圍為面頰、8區為扁桃腺、7、9區為空白區。

十三、耳背9穴

1.上耳根

耳根最上緣。

2.耳迷根

耳背與乳突交界的根部，耳輪腳對應處。

3.下耳根

耳根最下緣。

4.耳背溝

對耳輪上、下及腳對耳輪主幹在耳背面呈「Ｙ」字形凹溝部。

5.耳背心

耳背上部。

6.耳背脾

耳輪腳消失處的耳背部。

7.耳背肝

在耳背脾的耳輪側。

8.耳背肺

在耳背脾的耳根側。

9.耳背腎

耳背下部。

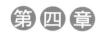

眼針反射區

眼針療法即在眼周圍的特定區穴施行針刺，用以治療各種疾病的一種方法，為著名針灸專家彭靜山先生所首創。眼針療法不受體位限制，簡便易行，且見效快。在臨床上頗得醫患兩家之青睞。近年來，眼針療法以其獨特的療效，受到許多國家和地區醫學界的關注。

定位

彭氏是以後天八卦來劃分眼區的，並以五行在八卦之分屬，將八區分別配以不同的臟腑，從而實現了眼部區穴的劃分。（圖4-1、圖4-2）

劃分時，兩眼平視，經瞳孔中心作一水平線並延伸過內、外眥，再經瞳孔中心作該水平線之垂直線，並延伸過上、下眼眶。於是將眼分成4個象限。再將每個象限等分成二等分，形成八個經區。每個經區按八卦分屬：左眼為陽，人仰臥，頭北腳南，左眼之西北恰當乾卦，正北為坎，東北為艮，正東為震，東南為巽，正南為離，西南為坤，正西為兌。八區與臟腑之關係為，乾屬金，肺與大腸屬金；金生水，坎為水，腎與膀胱屬水；水生木，震為木，肝、膽屬木；木生火，離為火，心與小腸屬火；火生土，坤為地，脾胃屬土。東北艮為山，劃為上焦；東南巽為風，劃為中焦；正西兌為澤，劃為下焦。命門不屬於臟腑，心包附屬於心，均無位置。

右眼之劃分，如王肯堂在論八廓之最後所言：「左目屬陽，陽道順行，故廓之經位法向亦以順行。右目屬陰，陰道逆行，故廓之經位法向亦以逆行。察乎二目，兩眥之分則昭然可見陰陽順逆之道矣。」即在與左眼相對應的位置確定乾卦，然後沿逆時針方向，按八卦序列進行劃分。

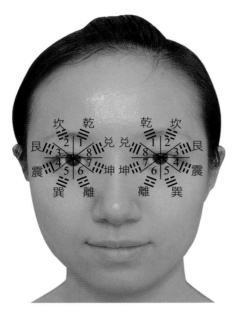

圖4-1　眼針反射區-八卦對應區

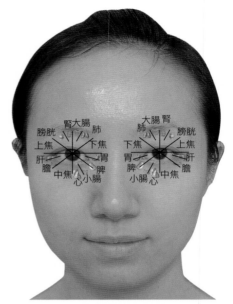

圖4-2　眼針反射區-臟腑對應區

　　為了使用方便，彭氏在臨床上用1、2、3、4、5、6、7、8八個阿拉伯數字代替乾、坎、艮、震、巽、離、坤、兌八卦。

　　眼針的穴位是以眼部八區劃分定位的，眼針穴位共13個，即1、2、4、6、7五個經區分別為肺、大腸、腎、膀胱、肝、膽、心、小腸、脾、胃所屬。每對相表裡的臟腑各佔本經區的1／2。3、5、8三個經區分別為上、中、下焦所屬，各占整個經區。故眼針穴位計八區十三穴。

　　每穴位置均距眼眶2公釐，取穴定位時，以瞳孔為中心劃分象限，這樣才能做到定位準確。眼針穴位之名稱均按經區命名，即屬於某經區即命名為某區穴，例：肝區、肺區、心區等。

第五章

鼻針反射區

　　針刺鼻部範圍內的特定穴位達到治療目的的一種方法，稱為鼻針療法。該療法是以中醫學對鼻部「色診」的理論為基礎，以鼻部皮膚色澤變化為診治疾病的依據，於二十世紀50年代末發展起來的一種新療法。此法可運用於多種疾病的治療和針刺麻醉。

定　位

　　《靈樞・五色》說：「明堂（鼻）骨高以起，平以直，五臟次於中央，六腑挾其兩側。」鼻針的穴位即根據這一原則確定為第一線（正中）、第二線和第三線。由於穴位是按人體臟腑器官命名的，相應穴位治療相應的臟腑器官病，故每穴不再贅述其主治。

一、鼻部基礎穴位（圖5-1）

　　第一條線起於前額正中，止於鼻尖端，即鼻之正中線，共10個穴區。除卵巢、睾丸穴外，皆為單穴

　　1.首面

　　額正中處，眉心至前髮際中點的連線中點。

　　2.咽喉

　　首面穴與肺穴之間的中點。

　　3.肺

　　兩眉由側端連線的中點（即眉心）。

　　4.心

　　兩目內眥連線中點。

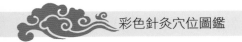

5.肝

鼻梁最高點之下方，兩
顴連線與鼻正中線交叉點，
心穴與脾穴連線的中點。

6.脾

位於鼻正中線，心穴與
前陰、生殖器穴連線的中點
。

7.腎

位於鼻正中線，脾穴與
前陰、生殖器穴連線的中點
。

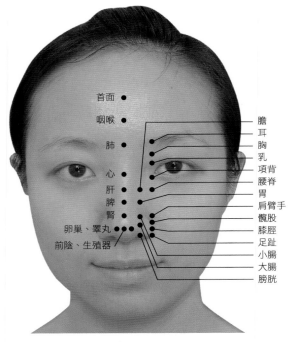

圖5-1　鼻針基礎穴位

8.前陰、生殖器

鼻尖端。

9.卵巢、睾丸

鼻尖之兩則，左右各一穴。針刺時，向膀胱方向斜刺。

第二條穴線起於肝穴相平處，緊靠鼻梁骨兩側，止於鼻翼下端盡處，左
右各1條，每條5個穴區，共10個穴區。針時，均向第三條穴線方向斜刺之。

1.膽

目內眥下方，肝穴之外側。

2.胃

膽穴之下方，脾穴之外側。

3.小腸

胃穴之下方，鼻翼上1／3。

4.大腸

小腸穴之下方，鼻翼之正中。

5.膀胱

大腸穴之下方，鼻翼壁盡處。

第三條穴線起於眉內側端，下行於第二條穴線外方0.1～0.2寸處，至鼻盡處為止，在鼻溝處呈對稱性，左右各1條，每條線9個穴區，共18個穴區。一般均沿鼻溝向下斜刺。

1.耳

眉之內側端處。針時，向心穴方向刺。

2.胸

眉稜骨之下方，目窩內上。針時，向乳穴方向刺。

3.乳

睛明穴之上方。

4.項背

睛明穴之下方。

5.腰脊

兩顴骨之內側，與肝穴相平。

6.肩臂手

腰脊穴之下方，與鼻翼上部相平。

7.髖股

肩臂手穴之下方。

8.膝脛

髖股穴之下方。

9.足趾

膝脛穴之下方，與膀胱穴相平。

二、鼻針新穴（圖5-2）

1.高血壓上點

兩眉正中點，即印堂穴。

2.腰三角

正中點在心穴（又名健腦穴）下方，鼻骨下緣，兩側點在正中點之外下方。

3.消化三角

正中點在腰三角中點之下方，兩側點在其外下方，即鼻尖處的小等腰三角形。

4.高血壓下點

鼻尖稍下方。

5.上肢

肩臂肘下穴

6.闌尾

鼻翼外上部

7.下肢

即膝脛穴

8.創新

兩鼻孔上緣連線與鼻正中線交點處。

9.增一

兩鼻翼內沿凹陷處。

10.增二

從增一穴起沿鼻翼內紋線延至鼻孔上沿處。

11.子包

鼻中隔稍下，人中穴上方。

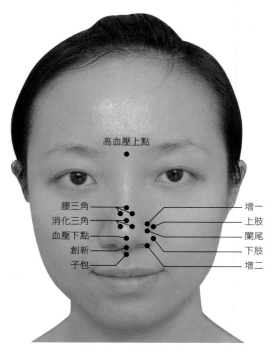

圖5-2　鼻針新穴

第六章

人中針

人中針療法是針刺人中溝上的穴位，治療全身疾病的一種方法。在臨床治療工作中，徐相富發現人中溝可用於治療全身疾病，並於1964年開始應用於臨床，取得了較為滿意的療效。

定 位

徐氏將人中溝部劃分為三段九穴，形成了一套較為系統的臨床治療方法。

【穴位定位】：

將人中溝平均分為上、中、下三段，每段內有三個穴，合起為9穴。其穴均在人中溝內，從唇向上依次命名為「溝1」（兌端）、「溝2」、「溝3」、「溝4」、「溝5」、「溝6」、「溝7」、「溝8」、「溝9」。（圖6-1）

根據徐氏經驗上部（7、8、9）三穴，主治下焦（肢）諸病（包括肝、腎、胞宮、膀胱諸器官組織病變）；中部（即4、5、6）三穴，主治中焦諸病（包括脾、胃、腰腹等病變）；下部（即1、2、3）三穴，主治上焦（肢）諸病（頭面、頸項、胸背、脊、臂、心、肺等組織病變）。

病位偏於左側針刺偏左，病位偏於右側針刺偏右；偏於下焦上部的取上段偏下之穴，上、中焦以此類推；三部九穴還均可治療頭面疾患，尤下部三穴有特效；沿正中線向上斜刺可治督脈所主頭、面、脊、背、腰骶部及雙下肢病變，向下斜刺主通任脈，治胸腹諸症。

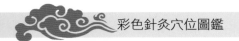
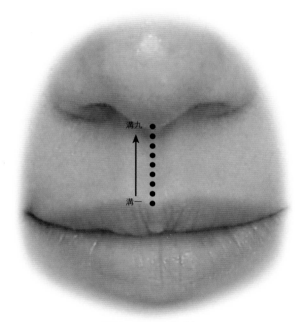

溝九

溝一

圖6-1　人中針

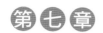

舌針

　　舌針療法是針刺舌體上穴位為主的一種治療疾病的方法。是雲南省名老中醫管正齋在繼承前人經驗的基礎上，結合數十年的臨床經驗，進一步豐富和發展形成的系統完整而獨具特色的舌針治療體系。

定 位

一、管氏基礎舌穴組（圖7-1、圖7-2）

　　1.心穴

　　位於舌尖部。

　　2.肺穴

　　位於心穴兩旁3分。

　　3.胃穴

　　位於舌面中央，心穴後1寸。

　　4.脾穴

　　位於胃穴旁開4分。

　　5.膽穴

　　位於胃穴旁開8分。

　　6.肝穴

　　位於膽穴後5分。

　　7.小腸穴

　　位於胃穴後3分。

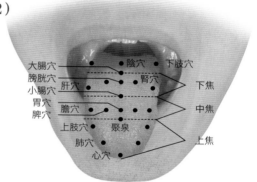

圖7-1　基礎舌穴

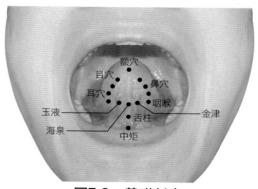

圖7-2　基礎新穴

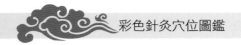

8.膀胱穴

位於小腸穴後3分。

9.腎穴

位於膀胱穴旁開4分。

10.大腸穴

位於膀胱穴後2分。

11.陰穴

位於大腸穴後2分，舌根部。

12.聚泉

位於舌面中央，胃穴前2分。

13.上肢穴

位於肺穴與膽穴之間，舌邊緣。

14.下肢穴

位於陰穴旁開1寸，近舌邊緣。

15.三焦穴（上焦、中焦、下焦）

從聚泉穴引一橫線，舌尖部分統稱上焦穴。通過小腸穴引第二橫線，一、二橫線之間為中焦穴。通過大腸穴引第三條橫線，小腸穴與大腸穴橫線之間為下焦穴。

16.額穴

將舌向上捲起，舌尖抵上門齒舌尖正下3分即為額穴。

17.目穴

位於額穴斜下3分。

18.鼻穴

位於舌邊緣與舌下靜脈之間，目穴下2分。

19.耳穴

位於鼻穴斜下2分。

20.咽喉穴

位於耳穴正下2分。

21.海泉

將舌捲起，位於舌下中央繫帶上。

22.金津、玉液

舌尖向上反捲，上下門齒夾住舌，使舌固定，舌下繫帶兩側靜脈上，左名金津、右名玉液。

23.舌柱

舌上舉，在舌下之筋如柱上。

24.中矩

舌上舉，位於舌底與齒齦交界處。

二、舌針新穴（圖7-3）

1.神根穴

舌底舌下繫帶根部凹陷中。

2.佐泉穴

舌底舌下繫帶兩側肉阜近舌下腺導管開口處。

3.液旁穴

在左右舌下靜脈內側距舌根部1／3處。

4.支脈穴

在左右舌下靜脈外側距舌尖根部處。

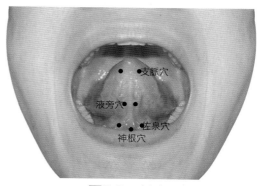

圖7-3　新穴

155

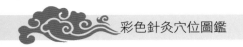

第八章
胸穴指壓療法

　　胸穴指壓療法是以手指按壓胸部的穴位，運用經絡、神經與內臟相關的理論而治療疾病的一種方法。胸穴指壓療法是二十世紀60至70年代我國安徽省臨泉縣的醫務工作者在總結前人經驗的基礎上，結合大量臨床實踐，探索總結出來的一套臨床行之有效的治療方法。並於1973年應用於臨床，取得了較為滿意的臨床療效。

定 位

　　胸穴指壓療法以手指或振盪器刺激胸部骨骼及附近敏感壓痛點，用深壓痛或震盪覺抑制痛覺，並透過調節自主神經功能和作用於免疫系統來治療疾病。其具有操作簡便、易於推廣、容易掌握、療效確切等諸多優點，是一種較為可靠的臨床治療方法。（圖8-1、圖8-2）

■胃

　　胃1：第五肋下緣，鎖骨中線外一橫指處（以患者食指中間指關節，即第一指關節的寬度為準，後同）。

　　胃2：第五肋下緣與腋前線交點。

　　胃3：第六肋下緣，鎖骨中線外一橫指處。

　　胃4：第六肋下緣與腋前線交點。

　　胃5：第六肋下緣與腋中線交點。

■腹

　　腹1：第七肋下緣與腋前線交點。

　　腹2：第七肋下緣與腋中線交點。

　　腹3：第八肋下緣與腋前線交點。

腹4：第八肋下緣與腋中線交點。

腹5：第九肋下緣與腋前線交點。

腹6：第九肋下緣與腋中線交點。

腹7：第十肋下緣與腋中線交點。

■腋肋

腋肋1：第三肋下緣與鎖骨中線交點。抵緊肋下緣向外上方壓。

腋肋2：第四肋下緣與腋前線交點。

腋肋3：第四肋下緣與腋中線交點。

腋肋4：第五肋下緣與腋中線交點。

■背胛

背胛1：第五肋下緣與腋後線交點。

背胛2：第六肋下緣與腋後線交點。

背胛3：第七肋下緣與腋後線交點。

背胛4：第八肋下緣與腋後線交點。

■腰腹

腰腹1：第九肋下緣與腋後線交點。

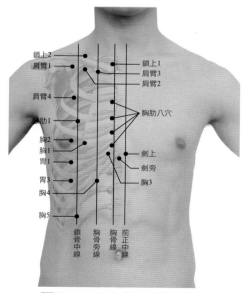

圖8-1　胸穴指壓療法-正面

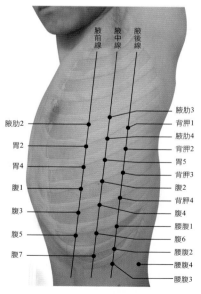

圖8-2　胸穴指壓療法-側面

　　腰腹2：第十肋下緣與腋後線交點。

　　腰腹3：第十一肋下緣與腋後線交點。

　　腰腹4：第十一肋下緣與肩胛內線交點。

■背腹

　　肩胛岡中點下兩橫指處。

■腰肢

　　從第十二肋端向脊柱引一水平線，此線與骶棘肌外緣的交點。

■鎖上

　　鎖上1：胸鎖關節處，鎖骨內端的上緣。

　　鎖上2：鎖骨上緣中點向內一橫指，於鎖骨的內側面。

■肩臂

　　肩臂1：鎖骨下凹處，於鎖骨中線外一扁指，皮下可觸到一粗大的斜形肌束。

　　肩臂2：鎖骨下方，於鎖骨中點內一橫指。

　　肩臂3：鎖骨與第一肋骨間，在胸骨旁線上。

　　肩臂4：第二肋下緣，鎖骨中線稍外方。

■胸

　　胸穴1：第四肋下緣，鎖骨中線內側一扁指處。

　　胸穴2：第四肋下緣，鎖骨中線外側一扁指處。

　　胸穴3：第六胸肋關節外一橫指處。

　　胸穴4：肋弓與胸骨旁線的交點。

　　胸穴5：肋弓與鎖骨中線交點。

■胸肋八穴

　　第二至第五胸肋關節的下角各一穴，雙側共8穴。

■劍上

　　胸骨劍突與胸骨體結合處。

■劍旁

　　劍突與肋弓交界處。

第九章

腹針反射區

　　腹針療法是針刺腹部穴位以治療全身疾病的一種方法。腹針療法是針灸工作者60年代總結發明的。爾後薄智雲教授經過長期針灸臨床實踐後，進一步總結發明了以腹部穴位治療全身疾病的針灸治療方法。

定位

一、腹部經穴（略）奇穴、新穴定位（圖9-1）

　　1.胃上

　　在上腹部，臍上2寸，前正中線旁開4寸處。即下脘穴旁開4寸處。

　　【主治】胃下垂、消化不良、胃痙攣等。

　　2.上風濕點

　　在上腹部，臍上1.5寸，前正中線旁開2.5寸處。

　　【主治】肘關節疼痛、肘臂麻木、屈伸不利、網球肘等症。

　　3.上風濕外點

　　在上腹部，臍上1寸，前正中線旁開3寸處。

　　【主治】腕關節炎、手關節活動不利、麻木等症。

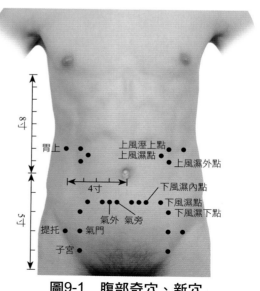

圖9-1　腹部奇穴、新穴

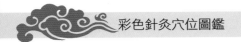

4.上風濕上點

在上腹部，臍上2寸，前正中線旁開3寸處。

【主治】手腕及手指僵直、活動不利、麻木等症。

5.下風濕點在下腹部，當臍下1.5寸，前正中線旁開2.5寸處。

【主治】膝關節疼痛、鶴膝風、膝關節活動困難等。

6.下風濕內點

在下腹部，當臍下1.5寸，前正中線旁開1.5寸處。

【主治】膝關節內側疼痛、無力、活動困難等症

7.下風濕下點

在下腹部，當臍下2寸，前正中線旁開3寸處。

【主治】小腿外側疼痛、活動不利、麻木等症。

8.氣旁

在下腹部，當臍下1.5寸，前正中線旁開5分處。

【主治】腰肌勞損、腰部疼痛、痠困、下肢無力等症。

9.氣外

在下腹部，當臍下1.5寸，前正中線旁開1寸處。

【主治】膝關節骨性病變。

10.氣門

在下腹部，當臍下3寸，前正中線旁開3寸處。

【主治】女子不孕、崩漏、陰挺、胎漏下血、淋證、癃閉、少腹痛、小腸疝氣、睪丸炎等。

11.提托

在下腹部，臍下3寸，前正中線旁開4寸處。

【主治】子宮脫垂、崩漏、痛經、腹痛、腹脹、疝氣、腎下垂。

12.子宮

在下腹部，臍下4寸，前正中線旁開3寸。

　　【主治】不孕症、月經不調、痛經、子宮脫垂、腹中積聚、白帶過多、子宮虛冷、婦女淋病等。

二、腹部反射區定位（圖9-2）

　　1.口

　　神闕穴上4寸的任脈上，即中脘穴。

　　2.第七頸椎

　　神闕穴上2寸的任脈上，即下脘穴。

　　3.第七胸椎

　　在上腹部，前正中線上，當神闕穴上1寸，即水分穴。

　　4.第二、第三腰椎

　　神闕穴下1.5寸的任脈上，即氣海穴。

　　5.第四、第五腰椎

　　神闕穴下3寸的任脈上，即關元穴。

　　6.頸肩結合部下

　　脘穴旁開5分處，即商曲穴。

　　7.第二、第三腰椎旁

　　氣海旁開5分處，即氣旁穴。

　　8.第四、第五腰椎旁

　　關元旁開5分處，即氣穴。

　　9.肩

　　水分穴旁開2寸處，即滑肉門穴。

　　10.側腰

　　臍正中旁開2寸處，即天

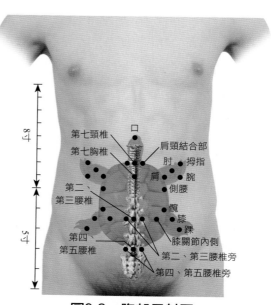

圖9-2　腹部反射區

161

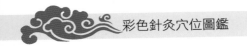

樞穴。

11.髖

陰交穴旁開2寸處，即外陵穴。

12.肘

滑肉門穴外5分、上5分，即上風濕點穴。

13.腕

滑肉門穴外1寸，即上風濕外點穴。

14.拇指

下脘穴外3寸，即上風濕上點穴。

15.膝

外陵穴下5分外5分，即下風濕點穴。

16.踝

下風濕點下5分、外5分，即下風濕下點穴。

17.膝關節內側

外陵穴下5分內5分，即下風濕內點穴。

三、八廓穴位定位（圖9-3）

八卦與五行關係的確定，為腹部八廓的定位判定提供了有力的依據。長期的腹針實踐發現，許多疾病不僅與臟腑有關，而且腹部臟腑的分面與調節是有規律可循的，這一規律與後天八卦相合，人體內臟的生理也大致合於後天八卦圖的規律。心居上焦為火，腎居下焦為水，肝膽位右肋下為木，脾居左肋下為土，而肺金與大腸相表裡，降結腸與乙狀結腸又恰位於左下腹，使人體內臟的生理用粗線條清晰地表達了出來。

在腹部八廓定位時，以神闕為中心把腹部分成大致相等的八個部位，為記憶的方便各以一個穴位為核心代表一個部位，具體為：

1.中脘

為火，為火，主心與小腸。

2.關元

為水，為坎，主腎與膀胱。

3.左上風濕點

為地，為坤，主脾胃。

4.左大橫

為澤，為兌，主下焦。

5.左下風濕點

為天，為乾，主肺與大腸。

6.右上風濕點

為風，為巽，主肝與中焦。

7.右大橫

為雷，為震，主肝膽。

8.右下風濕點

為山，為艮，主上焦。

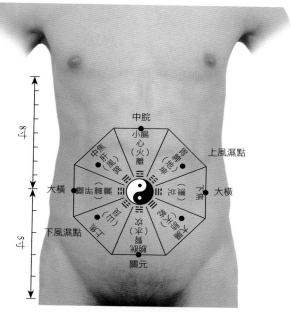

圖9-3　腹部八廓圖

八廓中每一廓的穴位都對所主臟腑有特有的治療作用，並對內臟的平衡調節產生重要的作用。如心腎不交出現虛煩不眠、心悸健忘、頭暈耳鳴、咽乾、腰膝痠軟等症時，則可透過離廓與坎廓的穴位治療。而肝腎陰虛出現頭暈目眩、耳鳴、健忘失眠、咽乾口燥、五心煩熱等症時，則可透過巽廓與坎廓的穴位治療。腹部八廓辯證取穴法不僅使針灸治療的範圍大為拓寬，而且為多層次地開發穴位的性能提供了極大的便利。

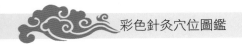
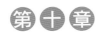

臍穴療法

臍穴療法是用各種針灸手法作用於臍穴以產生治病作用的一種治療方法。它是在我國古代藥熨敷貼的基礎上發展起來的。殷商時期即有太乙真人熏臍法和彭祖蒸臍法，1973年馬王堆出土帛書《五十二病方》中即有肚臍填藥和角灸臍法等。《難經》明確指出「臍下腎間動氣」為「五臟六腑之本，十二經之根，呼吸之門，三焦之原」，「主通行三氣，經歷五臟六腑」，為臍療理論做出重大貢獻。清代吳師機的《理瀹駢文》，在臍療理論、作用機制、藥物選用、辯證施治及注意事項等方面都做了較系統的闡述，使臍療形成了獨特的理論體系。特別是在臨床治療方面記述了貼臍、填臍、納臍、塗臍、敷臍、摻臍、蒸臍、熏臍、灸臍等多種驗方，對臍療做出了突出的貢獻。

定 位

1.臍中

單獨應用或配其他穴位。

2.以痛為俞

臍周按壓或用「皮膚電阻」等法測定以確定穴位。

3.八卦全息穴位

以臍中為中心，以一寸五分為半徑劃圓。（圖10-1）

4.臍旁諸穴

　　①以臍中為中心，以「口角寸」為準，取臍周上下左右四旁穴。

　　②臍周諸體穴，如水分、陰交、氣海、肓俞、天樞等。

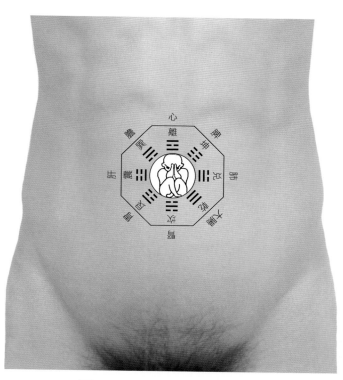

圖10-1　臍針八卦全息穴位

第十一章

頸針

　　頸針療法是指針刺頸部穴位達到治療全身疾病的目的的一種方法。它是在《內經》刺法的基礎上，透過臨床實踐發展起來的，主要用於治療神經系統疾病。頸針療法為華延齡臨床經驗總結的結晶。該法在上海地區較為流行。

定 位

　　取項部正中3個穴位——啞門、風府、下腦戶（在枕骨粗隆下方取之，約風府上一寸），並自風府旁開至完骨穴，沿顱骨下緣分6個等份，每相隔一個等份距離為1個穴位，左右兩側各取6個穴位，總共15個穴。（圖11-1）

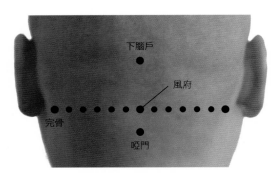

下腦戶

風府

完骨　　　　　　　　　啞門

圖11-1　頸針

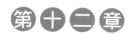

手反射區

手反射區療法是透過刺激手部的反射區以治療疾病的方法。早在《黃帝內經》中就論述了豐富的手診內容和分布於手部的俞穴。

二十世紀70年代，我國醫務人員以經絡學說為基礎，結合臨床實踐，提出許多新見解，形成了較為完善的手反射區療法。

定位

（見圖12-1、圖12-2、圖12-3）

1.大腦（頭部）

在掌面拇指指腹。

2.額竇

在手掌5個手指尖。

3.小腦、腦幹

在掌面，拇指指腹尺側面。

4.垂體

在拇指指腹中心。

5.鼻

在拇指第二節橈側，赤白肉際。

6.三叉神經

在掌面，拇指指腹尺側緣的遠端，小腦、腦幹反射區的上方

7.內耳迷路

雙手背側，第三、第四、第五掌指關節之間，第三、第四、第五指根部

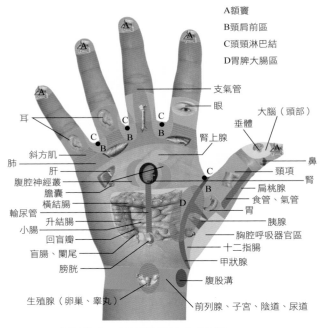

A額竇
B頸肩前區
C頭頸淋巴結
D胃脾大腸區

支氣管
眼
大腦（頭部）
垂體
耳
C
C B B
腎上腺
斜方肌
肺
肝
腹腔神經叢
膽囊
橫結腸
輸尿管
升結腸
小腸
回盲瓣
盲腸、闌尾
膀胱
C
B
D
鼻
頸項
腎
扁桃腺
食管、氣管
胃
胰腺
胸腔呼吸器官區
十二指腸
甲狀腺
腹股溝
生殖腺（卵巢、睪丸）
前列腺、子宮、陰道、尿道

圖12-1　手反射區-右手掌

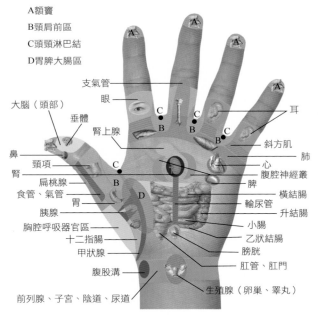

A額竇
B頸肩前區
C頭頸淋巴結
D胃脾大腸區

支氣管
眼
大腦（頭部）
垂體
鼻
頸項
腎
扁桃腺
食管、氣管
胃
胰腺
胸腔呼吸器官區
十二指腸
甲狀腺
腹股溝
前列腺、子宮、陰道、尿道
C
B B
C
B
腎上腺
D
耳
斜方肌
肺
心
腹腔神經叢
脾
橫結腸
輸尿管
升結腸
小腸
乙狀結腸
膀胱
肛管、肛門
生殖腺（卵巢、睪丸）

圖12-2　手反射區-左手掌

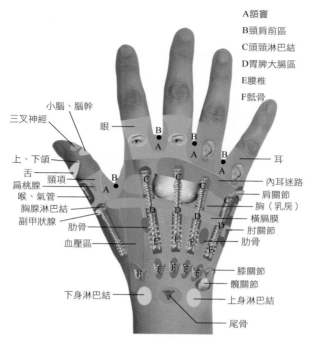

A額竇
B頸肩前區
C頭頸淋巴結
D胃脾大腸區
E腰椎
F骶骨

小腦、腦幹
三叉神經
眼
上、下頜
舌
扁桃腺
喉、氣管
胸腺淋巴結
副甲狀腺
血壓區
頸項
肋骨
下身淋巴結

耳
內耳迷路
肩關節
胸（乳房）
橫膈膜
肘關節
肋骨
膝關節
髖關節
上身淋巴結
尾骨

圖12-3　手反射區-手背

結合部

8.喉、氣管

雙手拇指近節指骨背側中央。

9.舌

雙手拇指背側，指間關節橫紋的中央處。

10.扁桃腺

雙手拇指近節背側肌腱的兩側。

11.上、下頜

雙手拇指背側，拇指指間關節橫紋上下的帶狀區域，遠端為上頜，近端為下頜。

12.胸、乳房

手背第二、第三、第四掌骨的遠端。

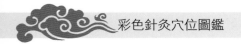

13.橫膈膜

雙手背側，橫跨第二、第三、第四、第五掌骨中部的帶狀區域。

14.頸項

雙手拇指近節掌側和背側。

15.斜方肌

在掌側面，眼、耳反射區的下方，呈橫帶狀區域。

16.眼

在雙手掌和手背第二、第三指指根部之間。

17.耳

在雙手掌和手背第四、第五指指根部之間。

18.甲狀腺

在掌面，第一、第二掌骨之間，由近心端彎向虎口方向，呈一彎帶狀區域。

19.副甲狀腺

在雙手橈側第一掌指關節背側凹陷處。

20.肩關節

在小指掌指關節後的赤白肉際。

21.肘關節

手背側，第五掌骨體中部尺側處。

22.髖關節

手背側、尺骨和橈骨莖突骨面的周圍。

23.膝關節

第五掌骨近端尺側緣與腕骨形成的凹陷中。

24.頸肩區（頸肩前區、頸肩後區）

雙手各指根部近節指骨的兩側及各掌指關節結合部，手背為頸肩後區，手掌為頸肩前區。

25.血壓區

手背側，第一、第二掌骨和陽溪穴所包圍的區域以及食指近節指骨近端1／2的橈側。

26.肺、支氣管

肺反射區在掌面，橫跨第二、第三、第四、第五掌骨，靠近掌指關節的帶狀區域；支氣管反射區在中指第三近節指骨。

27.心

位於左手尺側，手掌及手背部第四、第五掌骨之間，掌骨遠端處。

28.肝

右手掌掌側，第四、第五掌骨體之間近掌骨頭處。

29.膽囊

右手掌側，第四、第五掌骨之間，肝反射區的腕側下方。

30.腎上腺

雙手掌側，第二、第三掌骨體遠端之間

31.腎

在掌面第三掌骨中點，即手心處，相當於勞宮穴的位置。

32.膀胱

在掌面大、小魚際交接處的凹陷中。

33.輸尿管

在掌面膀胱反射區和腎反射區之間的帶狀區域。

34.生殖腺（卵巢、睪丸）

雙手掌根，腕橫紋的中部，相當於大陵穴處。

35.前列腺、子宮、陰道、尿道

在雙手掌腕橫紋上，生殖腺反射區兩側的帶狀區域。

36.腹股溝

雙手掌側腕橫紋的橈側端，橈骨頭凹陷中。相當於太淵穴處

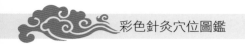

37.胰腺

在胃反射區和十二指腸反射區之間，第一掌骨體中部。

38.食管、氣管

雙手拇指近節指骨橈側赤白肉際處。

39.胃

雙手第一掌骨體遠端

40.十二指腸

在掌面，第一掌骨體近端，胰腺反射區的下方。

41.小腸

雙手掌中部凹陷中，各結腸反射區包圍的部分。

42.大腸（升結腸、橫結腸、降結腸、乙狀結腸）

雙手掌側，自右手掌尺側起，沿第四、第五掌骨間隙向手指方向上行，至第五掌骨體中段轉向橈側，平行透過第四、第三、第二掌骨體的中段，接左手第二、第三、第四掌骨體中段，轉向手腕方向，沿第四、第五掌骨間隙至腕掌關節止。

43.盲腸、闌尾

右手掌側，第四、第五掌骨底與鉤骨結合部近尺側。

44.回盲瓣

右手掌側，第四、第五掌骨底與鉤骨結合部近橈側。

45.升結腸

右手掌側，第四、第五掌骨之間上行至約與虎口水準的帶狀區域。

46.橫結腸

在右手掌側，升結腸反射區上端與虎口之間的帶狀區域；在左手掌側虎口與降結腸之間的帶狀區域。

47.降結腸

左手掌側，第四、第五掌骨之間，虎口至鉤骨之間的帶狀區域。

48.乙狀結腸

左手掌側，第五掌骨底與鉤骨交接的腕掌關節處至第一、第二掌骨結合部的帶狀區域。

49.肛管、肛門

左手掌側，第二腕掌關節處，乙狀結腸反射區的末端。

50.胸腔呼吸器官區

雙手掌側，拇指指間關節橫紋至腕橫紋之間的區域。

51.胃脾大腸區

雙手掌面，第一、第二掌骨之間的橢圓形區域。

52.脾

在左手掌面，第四、第五掌骨遠端之間。

53.腹腔神經叢

雙手掌側，第二、第三和第三、第四掌骨之間，腎反射區的兩側。

54.胸腺淋巴結

第一掌指關節的尺側。

55.頭頸淋巴結

雙手各手指根部的掌側和背側凹陷中。

56.下身淋巴結

在手背舟骨和橈骨交界處。

57.上身淋巴結

在手背月骨、三角骨和尺骨交界處。

58.脊柱（頸椎、胸椎、腰椎、骨）

手背側第一、第二、第三、第四、第五掌骨體。

59.頸椎

手背部，各掌骨背側遠端1／5。

60.**胸椎**

手背部，各掌骨背側中段2／5。

61.**腰椎**

手背部，各掌骨背側近端2／5。

62.**骶骨**

手背部，各掌指關節結合部。

63.**尾骨**

手背部，腕背橫紋處。

64.**肋骨**

雙手背側，內側肋骨反射區位於第二掌骨體中部偏遠端的橈側；外側肋骨反射區位於第四、第五掌骨之間，近掌骨底的凹陷中。

第十三章

足反射區

　　足反射區療法是透過刺激人體足部反射區以治療疾病的一種方法。反射區分布在整個足部甚至延伸到小腿，所以該療法亦稱作「足反射區健康法」、「反射帶療法」等。

定位

　　（見圖13-1、圖13-2、圖13-3、圖13-4、圖13-5）

　　1.大腦

　　雙腳拇趾指腹全部。左腦病按右腳，右腦病按左腳。

　　2.額竇

　　十個趾端指腹。

　　3.小腦、腦幹

　　腦幹反射區位於拇趾根外側靠近第二節趾骨處。小腦反射區位於拇趾第一節根部正面靠近第二趾骨處。

　　4.垂體

　　雙腳拇趾指腹正中。

　　5.三叉神經

　　雙腳拇趾外側，靠近第二趾間。

　　6.鼻

　　鼻反射區位於雙腳拇趾指腹外側，靠近拇趾甲上端延至其根底。左鼻病按右腳，右鼻病按左腳。

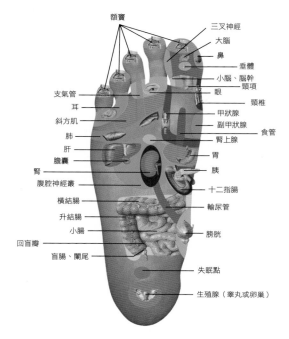

圖13-1　足反射區右-足底部

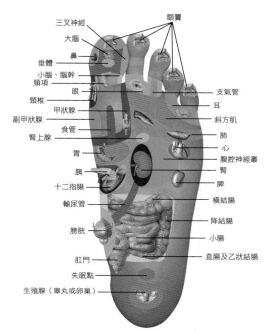

圖13-2　足反射區左-足底部

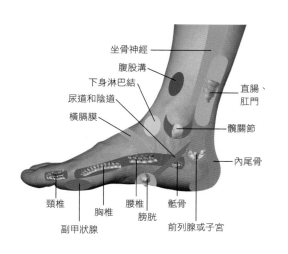

圖13-3　足反射區左-足內側部

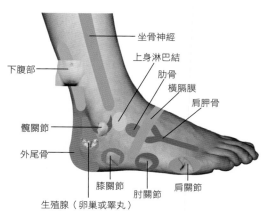

圖13-4　足反射區左-足外側部

7.眼

雙腳第二、第三趾的中節趾和近節趾上。左眼病按右腳，右眼病按左腳。

8.耳

雙腳第四、第五趾的中節趾和近節趾上。左耳病按右腳、右眼病按左腳。

9.內耳迷路

雙腳腳背第四趾骨和第五趾骨骨縫前端。

10.頸項

雙腳拇趾底部橫紋處。左側頸項病按右腳，右側頸項病按左腳。

11.頸椎

雙腳拇趾內側趾骨上端橫紋盡頭。

12.肩關節

雙腳腳掌外側第五蹠趾關節處。

13.肩胛骨

雙腳腳背沿第四趾骨與第五趾骨至骰骨處，呈「Y」形區域。

14.斜方肌

雙腳腳掌第二、第三、第四蹠趾關節的下方，呈一橫帶狀。

15.胸椎

雙腳腳弓內側第一蹠骨至楔骨關節處。

16.腰椎

雙腳腳弓內側緣楔骨至舟骨下方。

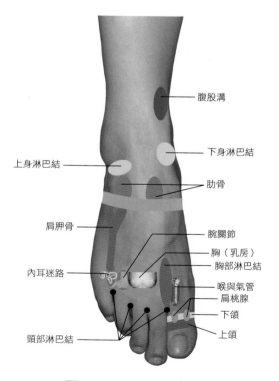

腹股溝
下身淋巴結
上身淋巴結
肋骨
肩胛骨
腕關節
胸（乳房）
胸部淋巴結
內耳迷路
喉與氣管
扁桃腺
下頜
上頜
頸部淋巴結

圖13-5　足反射區左-足背部

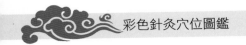

17.骶骨

雙腳腳弓內側緣距骨、跟骨下方。

18.內尾骨、外尾骨

雙腳跟骨結節處，沿跟骨後下方轉向上方，呈「L」形區域。內側為內尾骨，外側為外尾骨。

19.上頜、下頜

雙腳腳背拇趾間關節橫紋處的前方為上頜，後方為下頜。

20.肘關節

雙腳外側第五蹠骨下端，接近蹠骨粗隆處。

21.腕關節

雙腳腳背舟骨、骰骨與距骨關節正中凹陷處。

22.胸（乳房）

雙腳腳背第二、第三、第四蹠骨中部形成的區域。

23.肋骨

位於雙腳腳背，第一楔骨與舟骨之間形成的區域為內側肋骨。第三楔骨與骰骨之間形成的區域為外側肋骨。

24.膝關節

雙腳外側第五趾骨與跟骨前緣所形成的凹陷處。

25.髖關節

雙腳內踝和外踝下緣四個位置。

26.橫膈膜

雙腳腳背楔骨、骰骨上方，蹠骨後端，橫跨腳背形成的帶狀區域。

27.腹股溝

雙腳內側踝尖上方脛骨凹陷處。

28.下腹部

雙腳外側腓骨後方，自外踝骨後方向上延伸四橫指的一帶狀區域。

29.坐骨神經

　①雙腳內踝關節起，沿脛骨後緣向上延伸兩掌左右。

　②雙腳外踝關節起，沿腓骨前側向上延伸兩掌左右。

30.**腹腔神經叢**

雙腳腳掌中心，第二、第三、第四蹠骨中段。

31.**喉與氣管**

雙腳腳背第一蹠趾關節外側。

32.**食管**

雙腳腳掌第一蹠趾關節處，呈一帶狀區域。

33.**肺、支氣管**

雙腳腳掌第二、第三、第四、第五趾骨上端關節，中部通向第三趾骨中節呈「⊥」區域。

34.**心**

雙腳腳掌第四、第五蹠骨上端。

35.**肝**

右腳腳掌第四、第五蹠骨上端。

36.**膽囊**

右腳腳掌第三、第四蹠骨中段。

37.**脾**

左腳腳掌第四、第五蹠骨下端。

38.**胃**

雙腳腳掌第一蹠骨中段。

39.**十二指腸**

雙腳腳掌第一蹠骨下端與楔骨關節處。

40.**胰**

雙腳腳掌第一蹠骨體後緣，胃與十二指腸反射區之間。

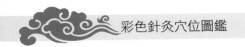

41.小腸

雙腳腳掌中部凹陷處，楔骨、骰骨、舟骨組成的相當於正方體的部分。

42.盲腸、闌尾

右腳腳掌跟骨前緣靠近外側。

43.回盲瓣

右腳腳掌跟骨前緣靠近外側，在盲腸反射區的前方。

44.升結腸

右腳腳掌小腸反射區的外側帶狀區域。

45.橫結腸

雙腳腳掌中間，第一蹠骨至第五蹠骨下端一橫帶狀區域。

46.降結腸

左腳腳掌骰骨外側一帶狀區域。

47.直腸及乙狀結腸

左腳腳掌跟骨前緣一橫帶狀區域。

48.肛門

左腳腳掌跟骨前緣，直腸及乙狀結腸反射區末端。

49.直腸、肛門

雙腿內側脛骨的後方與趾長屈肌腱之間，外踝後向上延伸的一帶狀區域。

50.生殖腺（睪丸或卵巢）

　①雙腳腳掌足跟中央。

　②雙腳外踝後下方呈三角形區域內。

51.前列腺或子宮

雙腳腳跟骨內側，踝骨後下方三角形區域內。

52.尿道和陰道

雙腳腳跟內側，自膀胱反射區斜向上延伸至距骨與舟骨之間。

53.腎上腺

雙腳腳掌第二蹠骨上端稍外側。

54.腎

雙腳腳掌第二蹠骨下端與第三蹠骨下端關節處。

55.輸尿管

雙腳腳掌自腎反射區至膀胱反射區略成弧狀的一個區域。

56.膀胱

雙腳腳掌內側內踝前方，舟骨下方拇展肌旁。

57.甲狀腺

雙腳腳掌第一蹠骨與第二蹠骨前半部之間，並橫跨第一蹠骨中部的一「L」形區域。

58.副甲狀腺

雙腳腳掌內緣第一蹠骨上端關節處。

59.扁桃腺

雙腳腳背拇趾第二節上方，肌腱的兩側。

60.失眠點

雙腳腳底跟骨前，生殖腺反射區的上方。治失眠症有特效。

61.胸部淋巴結

雙腳腳背第一、第二蹠骨之間。

62.頸部淋巴結

雙腳腳背、腳底的各趾蹼間。

63.上身淋巴結

雙腳腳背外側踝骨前，由距骨、外踝構成的凹陷部位。

64.下身淋巴結

雙腳腳背內側踝骨前，由距骨、內踝構成的凹陷部位。

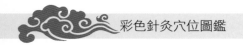
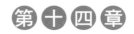

第十四章

腕踝針

　　腕踝針是一種新的針刺療法，是在人體的腕部或踝部的相應點用毫針進行皮下淺刺，用來治療全身各部位的一些常見病症的一種簡易方法。腕踝針療法是20世紀60年代中，由中國第二軍醫大學第一附屬醫院精神神經科在應用電刺激療法治療疾病的基礎上，受耳針療法和體針療法的啟發與中醫傳統的針刺療法經驗相結合，經過反覆實踐、認識，逐步摸索規律而創立發展起來的。根據病變表現的部位不同，將其分別歸納在身體兩側的六個縱區內，在兩側的手腕部和足踝部各定六個刺激點（進針點）。以人體的橫膈為界，按區選點，用毫針沿皮下平刺，以不產生痠、麻、脹、重、痛等感覺而能達到治病目的一種針刺療法。

定 位

一、分區及主治

　　腕踝針療法將人體分為6個區，絕大多數病症能夠確切表現為一定部位病變，這些病症都可以歸納在身體兩側六個縱區範圍內。

　　區域是沿人體縱軸排列的，以前、後正中線為界，將人體兩側由前向後分為6個縱區，各區位置及歸屬病症如下：

　　1區：前正中線兩側的區域，包括額部、眼、鼻、舌、氣管、口唇、前牙、咽喉、食管、心臟、心腹部、臍部、下腹部和會陰部。

　　歸屬病症：前額部頭痛、眼疾、鼻塞、流口水、前牙痛、咽喉痛、氣管炎、胃痛、心悸、膽小、遺尿、痛經、白帶多等。

　　2區：身體前面的兩旁。包括顳部、頰部、後牙、頷下部、甲狀腺、鎖

骨上窩、乳部、肺、肝、膽（右）和側腹部。

　　歸屬病症：顳前頭痛、後牙痛、乳房脹痛、胸痛、哮喘、肝區痛、脅肋脹痛等。

　　3區：身體前面的外緣，範圍狹窄。頭面部、沿耳廓前緣的垂直線；胸腹部、沿腋窩前緣向下的垂直線。

　　歸屬病症：出現在3區的症狀較少，顳淺動脈病、沿腋前緣的胸痛或腹痛等。

　　4區：身體前後面交界處。包括頭頂至耳垂直下的區域，斜方肌緣，胸腹部的腋窩頂至髂前上棘間的垂直區域。

　　歸屬病症：頭頂痛、耳鳴、耳聾、下頜關節紊亂症、腋窩以下的胸腹痛等。

　　5區：身體後面兩旁，與前面的2區相對。包括顳後部、頸的後外側部、自肩胛區向下的區域。

　　歸屬病症：顳後部頭痛、落枕、肩胛部痛、腰椎橫突綜合症。

　　6區：後正中線兩側的區域，與前面的1區相對。包括後頭部、枕項部、脊柱棘突與椎旁、骶尾部、肛門等。

　　歸屬病症：後頭痛、項強痛、急性腰扭傷，腰肌勞損等。

　　這6個區，可以記作：沿中線兩側，前面1區、後面6區；兩旁的，前面2區，後面5區；前後面交界處為4區，前面的外緣為3區。

　　以胸骨末端和兩側肋弓的交界處為中心，劃一條環繞身體的水平線為橫線，代表橫膈。橫線將身體兩側的六個區分成上下兩半。橫線以上的各半區分別叫做：上1區、上2區、上3區、上4區、上5區、上6區；橫線以下的各區叫下1區、下2區、下3區、下4區、下5區、下6區。為標明症狀在左側或右側，又可記作右上1區或左下6區等。

　　四肢方面，當兩上肢和兩下肢處於內側面向前，兩側互相靠近的位置時，四肢的內側面就相當於軀幹的前面；外側面就相當於軀幹的後面；前面的

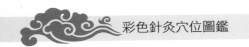

一條縫相當於前中線；後面的一條線相當於後中線，這樣，四肢的劃分就與軀幹相仿。

二、穴位定位與主治

腕踝針穴位又稱進針點。查明病症所在的身體區域，即在腕部、踝部選取同一區的進針點。腕部和踝部各有6個進針點，每一進針點與身體上、下6個分區相一致，所以每一個進針點可治療與其相一致的身體區域內病症。（圖14-1、圖14-2）

（一）腕部進針點：腕部進針點共6個，約在腕橫紋上二橫指環繞腕部的一圈處。從掌面尺側起至橈側，再從背面橈側至尺側，依次順序為上1、上2、上3、上4、上5、上6。

1.上1

在小指側的尺骨緣與尺側屈腕肌腱之間。

2.上2

在腕掌側面的中央，掌長肌腱與橈側屈腕肌腱之間，即心包經之內關穴。

3.上3

靠橈動脈外側。

4.上4

手掌向內，在拇指的橈骨緣上。

5.上5

腕背面的中央，即三焦經之外關穴。

6.上6

小指側尺骨緣背。

（二）踝部進針點：踝部進針點共6點，約在內外踝最高點上三橫指（相當於懸鐘、三陰交穴下端）一圈處，從跟腱內側起向前轉到外側跟腱，依次為下1、下2、下3、下4、下5、下6。

1.下1

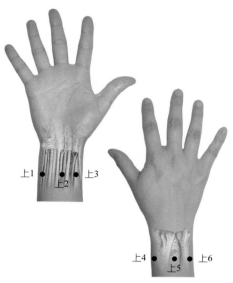

圖14-1　腕踝針-腕部進針點　　　圖14-2　腕踝針-踝部進針點

靠跟腱內緣。

2.下2

在內側面中央、靠脛骨後緣。

3.下3

脛骨前緣向內1處。

4.下4

脛骨前緣與腓骨前緣的中點。

5.下5

在外側面中央，靠腓骨後緣。

6.下6

靠跟腱外緣。

這樣，腕踝部6個進針點排列的位置和身體六個區相同，即1和6相對，2和5相對，4在內外側面的交界，3在內側面的外方較少用，所以常用的進針點腕踝部各五個。

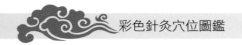

第十五章

尺膚針

　　人體前臂腕關節至肘關節段，內有尺、橈骨，外表肌膚古醫家稱之「尺膚」，尺膚針是透過針刺尺膚部位的穴位而治療疾病的一種療法，簡稱「尺膚針」。該療法1995年為南京鐵道醫學院附屬醫院針灸科方宗疇首先報導。

定　位

　　《脈要精微論》指出：「尺內兩傍，則季脇也。尺外以候腎，尺裡以候腹。中附上，左外以候肝，內以候膈；右外以候胃，內以候脾。上附上，右外以候肺，內以候胸中；左外以候心，內以候膻中。前以候前，後以候後。上竟上者，胸喉中事也。下竟下者，少腹腰股膝脛足中事也。」從上可以看出，該段文字將人體從頭至足按比例縮小，依次排列在前臂掌側從腕橫紋至肘橫紋的尺膚之上。

　　《靈樞・骨度》篇載：「人長七尺五寸者……發以下至頤長一尺」，這與現代解剖學的知識是一致的。即人體身高約為頭長的七倍至七倍半，這樣，「上竟上」就對應於頭與頸，約為一段長，稱為頭段。以下各段按其代表的人體中部的長，正好約各為一段：「上附上」為胸段，約當鎖骨上窩至劍突；「中附上」為脇段，約當劍突至臍；「尺內」為腹段，約當臍至恥骨聯合下方；而「下竟下」則為下肢段，按比例應為頭段的三倍半長。這樣就形成了一張尺膚圖。此圖以右手為例，左手與右手對稱。（圖15-1）

　　尺膚穴定位以人體正立，拇指向前作為定標方向。則腕至肘段肢體，分為4個面：「內側面」——手掌面，拇長展肌腱與尺側腕屈肌腱之間，向肘部順延之自然面；「外側面」——手背面，拇短伸肌腱與小指伸肌腱之間，向

肘部順延之自然面；內、外側面之間，前面為「橈面」拇長伸肌腱內緣，約當橈骨小頭尖頂部，至拇短伸肌腱橈側緣之間，向肘部順延之自然面；後面為「尺面」，以尺側腕屈肌腱尺側緣至尺骨小頭尖頂部尺側緣之間，向肘部順延之自然面。內、外側面較寬，分別再劃分3條縱向區線，擬名「近橈側行」、「中行」、「近尺側行」。橫向區、線段：自腕至肘，分為4部13線。4部為腕部、臂上部、臂下部（上肢垂直上舉，臂中近腕段稱為臂上部，臂中近肘段稱為臂下部）、肘部；13線分別為前臂12骨度寸的每寸處所引橫線，加上0（腕關節）線，共為13條橫行線段。治療頭頸部及頭面五官的穴點，主要分布於腕部，亦即是說，腕部相當於人體頭頸部。順次，臂上部近似於人體胸背部，臂下部近似於人體腰腹部，肘部則相當於人體骶盆部。同時，橈、內側面相當於胸腹；尺、外側面相當於背脊。對整個穴點擬定標位後發現：尺膚穴、區的對應性分布，若以虛線模擬人體各部內臟器官恰好近似於一個倒置的人體模型圖。

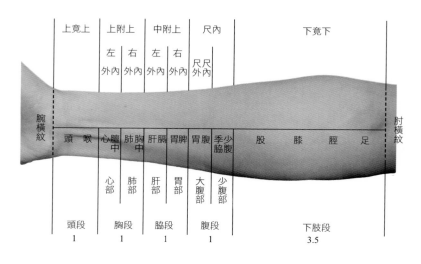

圖15-1　尺膚針

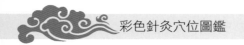

第十六章
第二掌骨側反射區

第二掌骨側反射區，是透過刺激第二掌骨側穴位以治療全身疾病的一種方法。1973年張穎清教授發現，在第二掌骨側存在著一個新的有序穴位群。1980年山東大學生物學教授張穎清首先提出了我國針灸穴位全息的科學依據——「穴位全息律」、「生物全息律」。第二掌骨側反射區療法就是展現張氏「穴位全息律」的一種反射區療法，是生物全息律在第二掌骨側的具體運用。

定 位

第二掌骨側穴位群可分頭、肺、肝、胃、臍周、腰、足七個典型穴位。（圖16-1）

1.頭

手握空拳，掌心橫紋盡端與第二掌骨側的交點即是。

2.足

即第一、第二掌骨側近拇指側交點。

3.胃

頭穴與足穴連線的中點

4.肺

胃穴與頭穴連線的中點

5.肝

胃穴與肺穴連線的中點。

6.臍周

胃穴與足穴的連線分為三等分，從胃穴開始的中間兩個分點第一個點。

7.腰

胃穴與足穴的連線分為三等分，從胃穴開始的中間兩個分點第二個點。

在此基礎上可進一步分細（圖16-2），第二掌骨節肢的近心端是足穴，遠心端是頭穴。第二掌側的新穴分布的結果，恰像是整個人體在這裡的縮小。頭穴與足穴連線的中點是胃穴。胃穴與頭穴連線的中心為肺心穴。肺心穴與頭穴連線分為三等分，從頭穴端算起的中間二個分點依次是頸穴和上肢穴。肺心穴與胃穴連線的中點為肝穴。胃穴與足穴一連線分為六等分，從胃穴端算起的五個分點依次是十二指腸穴、腎穴、腰穴、下腹穴、下肢穴。

整體上的部位可以更詳細地劃分，並且在嚴格的意義上說，整體可以劃分無數的部位，從而在第二掌骨側對應著這些無數部位的穴位也是無數的。

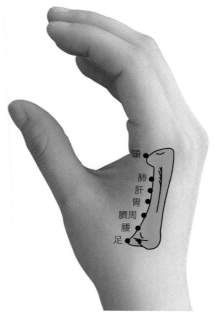

圖16-1　第二掌骨側反射區

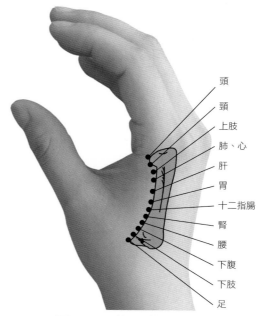

圖16-2　第二掌骨側反射區

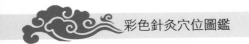

如整體的肺還可以分為上、中、下，從而對應地在第二掌骨側肺心穴附近又可以有上肺穴、下肺穴，這樣就可以認為以肺心穴為中心存在著一個小的區域，可稱為肺心區。其他穴位如頭、肝、胃、腰等也是如此。在圖中，每個穴位這樣的點在實際上代表著以此穴為中心的小的區域。這樣的小區域可以稱之為穴區。第二掌骨側的穴位群這樣無數的位點可以簡化為一些有數的穴區，可以將人體的各個部分和器官畫在它們於第二掌骨節肢各自對應的區域中。結果，第二掌骨節肢就成為了以第二掌骨為脊柱位置的立體的小整體了。第二掌骨節肢系統包含著全部整體各個部位的生理、病理的資訊，所以把這裡的穴位命名為第二掌骨側的全息穴位群。

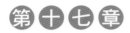

脊柱區帶反射區

　　脊柱相關疾病是指由於脊柱力學平衡的破壞，導致肌張力變化，骨關節錯位，進而刺激或壓迫脊柱周圍血管神經等組織結構引起的機體各系統的疾病。它是從脊柱力學觀點出發研究脊柱與其相關疾病關係的一門學科。

　　中醫學對脊柱相關疾病的認識有著悠久的歷史。在漢墓帛畫《導引圖》中，就繪有多個有關脊柱的導引法。《黃帝內經》中對脊柱相關疾病的治療更多的是採用針灸療法，經過後代醫家的不斷充實和發展，形成了以針灸為主治療脊柱相關疾病的豐富經驗。

　　在國外，美國的按脊醫學興起於十九世紀末，至二十世紀70年代，得到迅速發展。1983年，美國整脊學會的專家應邀在廣州做學術報告，介紹脊柱錯位後引起神經根、交感神經、椎動脈及脊髓損害出現相應內臟病變，引起我國學者對脊柱相關疾病的重視，此後，有關「脊柱相關疾病」的著作相繼問世。

　　現代醫學主要從脊柱位置與脊神經及交感神經與內臟器官的關系來認識脊柱相關疾病的。認為椎體位置的變化可影響脊神經以及交感神經，使其資訊傳導通路發生異常，從而影響其支配內臟器官的功能，使其功能發生紊亂，導致各種疾病的發生。脊柱相關疾病對應表對於記住相關疾病來說，最重要的就是找到病變相關的椎體，然後透過各種方法諸如針灸、針刀、推拿、手法等對病變椎體的位置和局部軟組織的力學關係等加以糾正，從而可以達到治療疾病的目的。（圖17-1、表17-1）

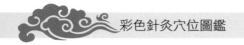

表17-1　脊柱相關疾病對應表

椎體	相關疾病
C1	落枕、眩暈、頸強直、後頭痛、斜視、視力下降、高血壓、早搏、病態竇房結綜合症、失眠、面癱、低熱、咽喉炎、復發性口炎、扁桃腺炎。
C2	落枕、眩暈、頸強直、偏頭痛、耳鳴、胸悶、心動過速、高血壓、早搏、病態竇房結綜合症、失眠、面癱、眼震、斜視、視力下降、復發性口炎、鼻炎、咽喉炎、扁桃腺炎、慢性中耳炎。
C3	落枕、頸痛、頸強直、偏頭痛、咽喉部異物感、胸悶、早搏、病態竇房結綜合症、甲亢、低熱、顏面神經麻痺、復發性口炎、牙痛、斜視、鼻炎、咽喉炎、扁桃腺炎、慢性中耳炎、小兒流涎。
C4	落枕、頸強直、偏頭痛、咽喉部異物感、胸悶、高血壓、早搏、病態竇房結綜合症、竇性心律不齊、肩周炎、牙痛、呃逆、三叉神經痛、甲亢、耳鳴、耳聾、復發性口炎、鼻炎、咽喉炎、網球肘、排汗異常。
C5	落枕、眩暈、頸強直、偏頭痛、神經衰弱、視力下降、心動過速或心動過緩、高血壓、早搏、病態竇房結綜合症、心絞痛、竇性心律不齊、上臂痛或下肢癱瘓、
	過敏性鼻炎、耳鳴、耳聾、暈動症、肩周炎、網球肘、手腫、排汗異常。
C6	落枕、頸強直、偏頭痛、高血壓、低血壓、心律失常、早搏、病態竇房結綜合症、竇性心律不齊、肩周炎、耳鳴、耳聾、上肢外側麻痛、網球肘、排汗異常。
C7	落枕、高血壓、低血壓、心律失常、早搏、病態竇房結綜合症、竇性心律不齊、肩周炎、上肢後側和尺側麻木疼痛、網球肘、排汗異常。
T1	胸痛、氣喘、咳嗽、心悸、早搏、病態竇房結綜合症、胸椎小關節紊亂、肩胛部疼痛、上臂後側痛。
T2	胸痛、胸椎小關節紊亂、氣喘、咳嗽、心悸、肩胛部疼痛、上臂後側痛。
T3	胸痛、胸悶、心悸、氣喘、咳嗽、胸椎小關節紊亂、肩胛部疼痛、上臂後側痛。
T4	胸痛、胸椎小關節紊亂、氣喘、呃逆、乳房痛。

椎體	相關疾病
T5	胸痛、氣喘、乳房痛、胸椎小關節紊亂。
T6	胸痛、胸椎小關節紊亂、勒間痛、胃脘痛、肝區痛、上腹脹、膽囊炎、膽結石。
T7	胸痛、胸椎小關節紊亂、勒間痛、胃脘痛、消化不良、胃潰瘍、慢性胃炎、肝區痛、膽囊炎、膽結石。
T8	胸痛、胸椎小關節紊亂、勒間痛、胃脘痛、消化不良、胃潰瘍、慢性胃炎、肝區痛、膽囊炎、膽石症。
T9	胸痛、胸椎小關節紊亂、胃脘痛、胃潰瘍、慢性胃炎、消化不良、慢性胰腺炎、糖尿病、肝區痛、上腹脹痛、子宮頸炎、膽囊炎、膽結石。
T10	胸痛、胸椎小關節紊亂、腹脹、膽囊炎、膽結石、慢性胰腺炎、糖尿病、肝區痛、卵巢炎、睪丸炎、子宮頸炎、腎盂腎炎。
T11	胸痛、胸椎小關節紊亂、胃脘痛、肝區痛、慢性胰腺炎、糖尿病、腎區痛、腎盂腎炎、排尿異常、尿道結石、膽囊炎、膽結石。
T12	胸痛、胸椎小關節紊亂、胃脘痛、肝區痛、慢性胰腺炎、糖尿病、腹瀉、腹脹痛、腎區痛、尿道結石、腎盂腎炎、排尿異常、腎結石。
L1	胃脘痛、肝區痛、慢性胰腺炎、糖尿病、腹脹痛、腹瀉、慢性闌尾炎、腎區痛、腎炎、腎結石、尿道結石、排尿異常、下肢前側痛、坐骨神經痛。
L2	胃脘痛、肝區痛、慢性胰腺炎、糖尿病、腹脹、腹痛、腹瀉、便祕、慢性闌尾炎、腎區痛、腎炎、腎結石、尿道結石、排尿異常、下肢前側麻木疼痛、坐骨神經痛。
L3	腰痛、急性腰扭傷、腹痛、慢性闌尾炎、性功能障礙、子宮頸炎、骨盆腔炎、痛經、痔瘡、髕骨軟化症、坐骨神經痛。
L4	腰痛、急性腰扭傷、腹痛、便祕、慢性腹瀉、排尿異常、子宮頸炎、骨盆腔炎、不孕症、月經不調、痛經、痔瘡、髕骨軟化症、下肢外側疼痛、坐骨神經痛。
L5	腰痛、急性腰扭傷、下肢後側疼痛、下腹痛、遺精、遺尿、月經不調、性功能障礙、痔瘡、髕骨軟化症、坐骨神經痛。
S	排尿異常、子宮頸炎、前列腺炎、性功能障礙。

注：C代表頸椎；T代表胸椎；L代表腰椎；S代表骶椎。

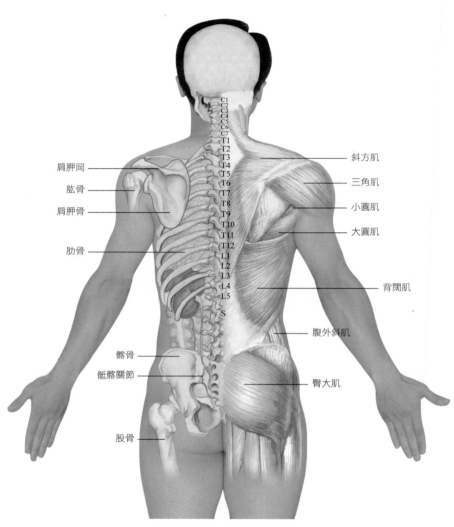

圖17-1　脊柱反射區

第十八章

背俞針

背俞針療法是指針刺背部俞穴以治療全身疾病的一種方法。《靈樞・背俞》首載五臟背俞的名稱和位置，《素問・氣府論篇》以「六腑之俞各六」的形式提出了六腑背俞。皇甫謐在《針灸甲乙經》中補充了三焦俞。晉代王叔和《脈經》不但補入了六腑俞的名稱和位置，而且對背俞穴的主治、刺灸法等作了詳盡的描述。至《千金要方》補入厥陰俞，背俞穴體系始完備。我國的醫務工作者在總結前人經驗的基礎上，探索出了一套運用背俞穴治療疾病的系統方法，即背俞針療法。

定 位

背俞穴位於背腰部足太陽膀胱經的第一側線上，大體依臟腑位置而上下排列，分別冠以臟腑之名，共12穴。（圖18-1）

1.肺俞

第三胸椎棘突下，旁開1.5寸。

2.厥陰俞

第四胸椎棘突下，旁開1.5寸。

3.心俞

第五胸椎棘突下，旁開1.5寸。

4.肝俞

第九胸椎棘突下，旁開1.5寸。

5.膽俞

第十胸椎脊突下，旁開1.5寸。

6.脾俞

第十一胸椎棘突下，旁開1.5寸。

7.胃俞

第十二胸椎棘突下，旁開1.5寸。

8.三焦俞

第一腰椎棘突下，旁開1.5寸。

9.腎俞

第二腰椎棘突下，
旁開1.5寸。

10.大腸俞

第四腰椎棘突下，
旁開1.5寸。

11.小腸俞

第一骶椎棘突下，
旁開1.5寸。

12.膀胱俞

第二骶椎棘突下，
旁開1.5寸。

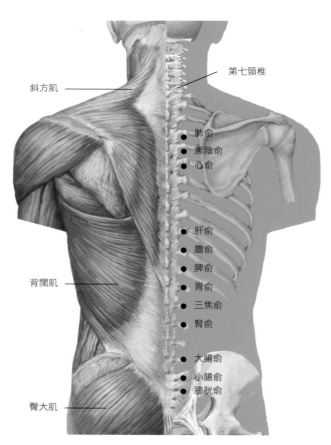

圖18-1　背俞針

第十九章

脊針

　　脊針療法，是針刺夾脊穴以治療全身疾病的一種方法。夾脊穴位置的最早記載見於《後漢書・華佗別傳》。1955年承淡安著《中國針灸學》將此穴位予以確定：自第一胸椎以下至第五腰椎以下為止，每穴從脊中旁開5分，稱「華佗夾脊穴」。《常用新醫療法手冊》又將頸椎兩旁七對穴點和骶骨兩側八穴也歸入夾脊穴。脊針療法所用夾脊穴系指從第四頸椎下至第一骶椎下左右各旁開5分的44個穴點。

定　位

　　脊針穴位均位於脊椎棘突下兩旁，分布於頸椎、胸椎、腰椎和骶椎四段；胸椎、腰椎旁穴位即為華佗夾脊穴。（圖19-1）

一、頸夾脊

　　頸椎段穴位分別位於第四、第五、第六、第七頸椎棘突下旁開0.5寸處，雙側共8個穴點。

二、胸夾脊

　　胸椎段穴位1～12分別位於第一至第十二胸椎棘突下旁開0.5寸處。雙側共24個穴點。

三、腰夾脊

　　腰椎脊針穴位位於第一至第五腰椎棘突下旁開0.5寸處。雙側共10個穴點。

四、骶夾脊

　　骶椎段脊針穴位於第一骶椎棘突（假棘突）下旁開0.5寸。雙側共2個穴點。

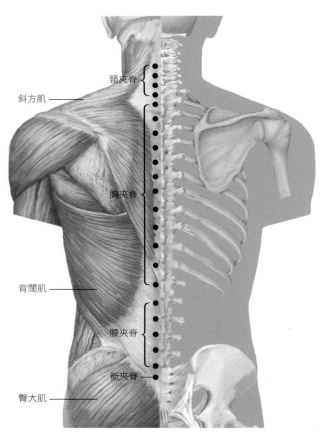

頸夾脊

斜方肌

胸夾脊

背闊肌

腰夾脊

骶夾脊

臀大肌

圖19-1　脊針

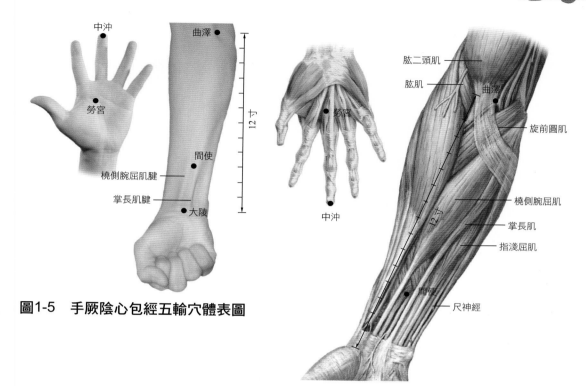

圖1-5　手厥陰心包經五輸穴體表圖

圖1-6　手厥陰心包經五輸穴解剖圖

2.勞宮　滎穴

在掌區，橫平第三掌指關節近端，第二、第三掌骨之間偏於第三掌骨。

3.大陵　輸穴、原穴

在腕前區，腕掌側遠端橫紋中，掌長肌腱與橈側腕屈肌腱之間。

4.間使　經穴

在前臂前區，腕掌側遠端橫紋上3寸，掌長肌腱與橈側腕屈肌腱之間。

5.曲澤　合穴

在肘前區，肘橫紋上，肱二頭肌腱的尺側緣凹陷中。

第四節　手陽明大腸經五輸穴

1.商陽　井穴

在手指，示指末節橈側，指甲根角側上方0.1寸（指寸）。

2.二間　滎穴

在手指，第二掌指關節橈側遠端赤白肉際處。

3.三間　輸穴

在手指，第二掌指關節橈側近端凹陷中。

4.陽溪　經穴

在腕區，腕背側遠端橫紋橈側，橈骨莖突遠端，解剖學「鼻煙窩」凹陷中。

5.曲池　合穴

在肘區，尺澤與肱骨外上髁上連線的中點處。

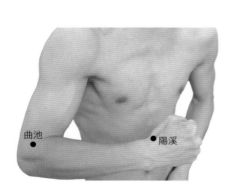

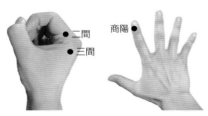

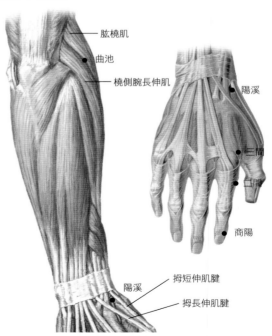

圖1-7　手陽明大腸經五輸穴體表圖　　**圖1-8　手陽明大腸經五輸穴解剖圖**

第五節　手太陽小腸經五輸穴

1.少澤　井穴

在手指，小指末節尺側，距指甲根角側上方0.1寸（指寸）。

2.前谷　滎穴

在手指，第五掌指關節尺側遠端赤白肉際凹陷中。

3.後溪　輸穴、八脈交會穴通督脈

在手內側，第五掌指關節尺側近端赤白肉際凹陷中。

4.陽谷　經穴

在腕後區，尺骨莖突與三角骨之間的凹陷中。

5.小海　合穴

在肘後區，尺骨鷹嘴與肱骨內上髁之間凹陷中。

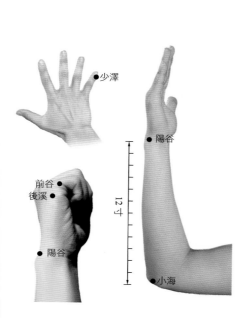

圖1-9　手太陽小腸經五輸穴體表圖

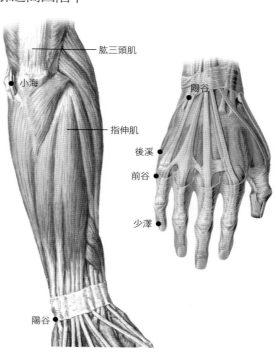

圖1-10　手太陽小腸經五輸穴解剖圖

第六節　手少陽三焦經五輸穴

在肘後區，尺骨鷹嘴與肱骨內上髁之間凹陷中。

1.關沖　井穴

在手指，第四指末節尺側，指甲根角側上方0.1寸（指寸）。

2.液門　滎穴

在手背，當第四、第五指間，指蹼緣後方赤白肉際處。

3.中渚　輸穴

在手背，第四、第五掌骨間，掌指關節近端凹陷中。

4.支溝　經穴

在前臂後區，腕背側遠端橫紋上3寸，尺骨與橈骨間隙中點。

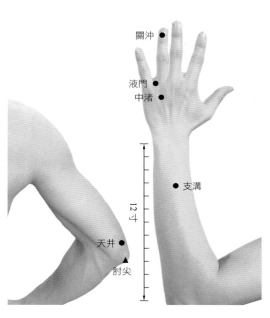

圖1-11　手少陽三焦經五輸穴體表圖

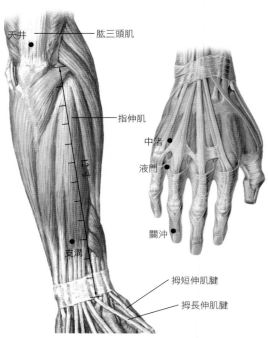

圖1-12　手少陽三焦經五輸穴體表圖

第十一節　足少陰腎經五輸穴

1.湧泉　井穴

在足底，屈足卷趾時足心最凹陷處。

2.然谷　滎穴

在足內側，足舟骨粗隆下方，赤白肉際處。

3.太溪　輸穴、原穴

在踝區，內踝尖與跟腱之間的凹陷中。

4.復溜　經穴

在小腿內側，內踝尖上2寸，跟腱的前緣。

5.陰谷　合穴

在膝後區，橫紋上，半腱肌肌腱外側緣。

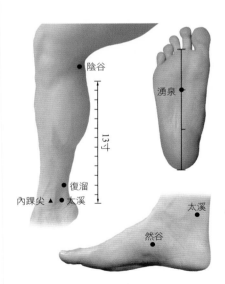

圖1-21　足少陰腎經五輸穴體表圖

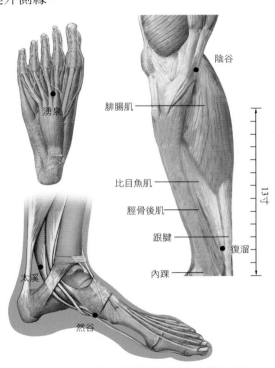

圖1-22　足少陰腎經五輸穴解剖圖

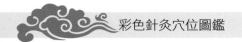
第十二節 足厥陰肝經五輸穴

1.大敦 井穴

在足趾，大趾末節外側，趾甲根角側後方0.1寸（指寸）。

2.行間 滎穴

在足背，第一、第二趾間，趾蹼緣後方赤白肉際處。

3.太沖 輸穴、原穴

在足背，當第一、第二蹠骨間，蹠骨底結合部前方凹陷中，或觸及動脈搏動。

4.中封 經穴

在踝區，內踝前，脛骨前肌腱的內側緣凹陷處。

5.曲泉 合穴

在膝部，橫紋內側端，半腱肌肌腱內緣凹陷中。

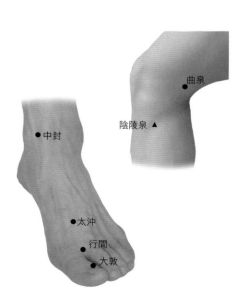

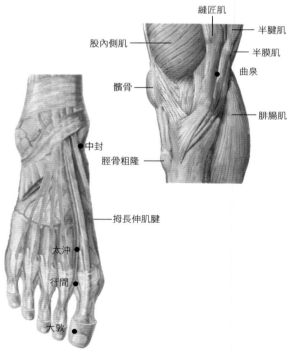

圖1-23　足厥陰肝經五輸穴體表圖　　**圖1-24　足厥陰肝經五輸穴解剖圖**

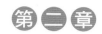

原穴

十二原穴歌

大腸合谷肺太淵，　　　　胃原沖陽太白脾，
小腸腕骨心神門，　　　　膀胱京骨腎太溪，
心包大陵焦陽池，　　　　肝經太沖膽丘墟。

十二原穴

1.太淵　手太陰肺經原穴、輸穴、脈會

在腕前區，橈骨莖突與舟狀骨之間，拇長展肌腱尺側凹陷中。

2.神門　手少陰心經原穴、輸穴

在腕前區，腕掌側遠端橫紋尺側端，尺側腕屈肌腱的橈側緣。

3.大陵　手厥陰心包經原穴、輸穴

在腕前區，腕掌側遠端橫紋中，掌長肌腱與橈側腕屈肌腱之間。

4 合谷　手陽明大腸經原穴

在手背，第二掌骨橈側的中點處。

5.腕骨　手太陽小腸經原穴

在腕區，第五掌骨基底與三角骨之間的赤白肉際凹陷處中。

6.陽池　手少陽三焦經原穴

在腕後區，腕背側遠端橫紋上，指伸肌腱的尺側緣凹陷中。

7.沖陽　足陽明胃經原穴

在足背，第二蹠骨基底部與中間楔狀骨關節處，可觸及足背動脈。

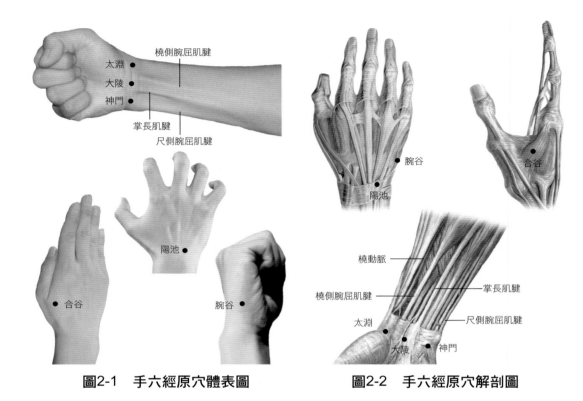

圖2-1　手六經原穴體表圖　　　　圖2-2　手六經原穴解剖圖

8.京骨　足太陽膀胱經原穴

在蹠區，第五蹠骨粗隆前下方，赤白肉際處。

9.丘墟　足少陽膽經原穴

在踝區，外踝的前下方，趾長伸肌腱的外側凹陷中。

10.太白　足太陰脾經原穴、輸穴

在蹠區，第一蹠趾關節近端赤白肉際凹陷中。

11.太溪　足少陰腎經原穴、輸穴

在踝區，內踝尖與跟腱之間的凹陷中。

12.太沖　足厥陰肝經原穴、輸穴

在足背，當第一、第二蹠骨間，蹠骨底結合部前方凹陷中，或觸及動脈搏動處。

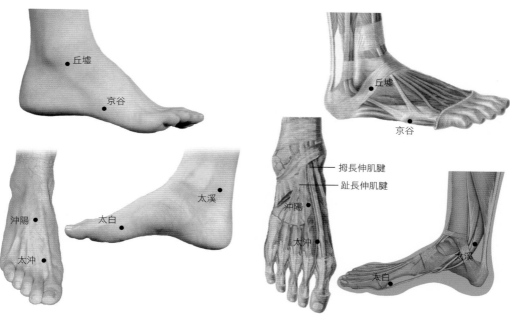

圖2-3　足六經原穴體表圖　　　圖2-4　足六經原穴解剖圖

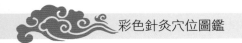

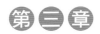

絡穴

十五絡穴歌

人身絡穴一十五，　　　　我今逐一從頭舉，

手太陰絡主列缺，　　　　手少陰絡即通里，

手厥陰絡為內關，　　　　手太陽絡支正是，

手陽明絡偏歷當，　　　　手少陽絡外關位，

足太陽絡號飛揚，　　　　足陽明絡豐隆記，

足少陽絡為光明，　　　　足太陰絡公孫寄，

足少陰絡名大鐘，　　　　足厥陰絡蠡溝配，

陽督之絡號長強，　　　　陰任之絡號鳩尾，

脾之大絡號大包，　　　　十五絡脈君須記。

十五絡穴

1.列缺　手太陰肺經絡穴、八脈交會穴通任脈

在前臂，腕掌側遠端橫紋上1.5寸，拇短伸肌腱與拇長展肌腱之間，拇長展肌腱溝的凹陷中。

2.通里　手少陰心經絡穴

在前臂前區，腕掌側遠端橫紋上1寸，尺側腕屈肌腱的橈側緣。

3.內關　手厥陰心包經絡穴、八脈交會穴通陰維

在前臂前區，腕掌側遠端橫紋上2寸，掌長肌腱與橈側腕屈肌腱之間。

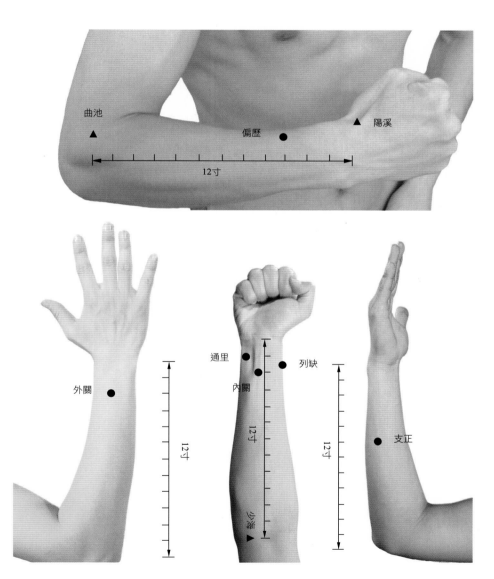

圖3-1　手六經絡穴體表圖

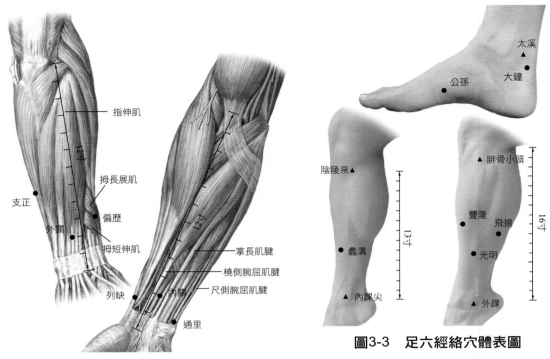

圖3-2　手六經絡穴解剖圖

圖3-3　足六經絡穴體表圖

4.偏歷　手陽明大腸經絡穴

在前臂，腕背側遠端橫紋上3寸，陽溪與曲池連線上。

5.支正　手太陽小腸經絡穴

在前臂後區，腕背側遠端橫紋上5寸，尺骨尺側與尺側腕屈肌之間。

6.外關　手少陽三焦經絡穴、八脈交會穴通陽維

在前臂後區，腕背側遠端橫紋上2寸，尺骨與橈骨間隙中點。

7.豐隆　足陽明胃經絡穴

在小腿外側，外踝尖上8寸，脛骨前肌的外緣。

8.飛揚　足太陽膀胱經絡穴

在小腿後區，崑崙直上7寸，腓腸肌外下緣與跟腱移行處。

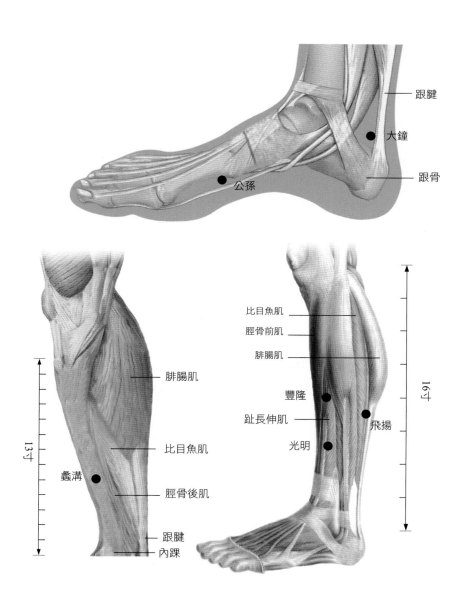

跟腱

大鐘

跟骨

公孫

腓腸肌

比目魚肌

脛骨後肌

蠡溝

跟腱

內踝

13寸

比目魚肌

脛骨前肌

腓腸肌

豐隆

趾長伸肌

光明

飛揚

16寸

圖3-4　足六經絡穴解剖圖

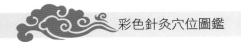
9.光明　足少陽膽經絡穴

在小腿外側，外踝尖上5寸，腓骨前緣。

10.公孫　足太陰脾經絡穴、八脈交會穴通沖脈

在蹠區，當第一蹠骨底的前下緣赤白肉際處。

11.大鐘　足少陰腎經絡穴

在跟區，內踝後下方，跟骨上緣，跟腱附著部前緣凹陷中。

12.蠡溝　足厥陰肝經絡穴

在小腿內側，內踝尖上5寸，脛骨內側面的中央。

13.鳩尾　任脈絡穴、膏之原穴

在上腹部，胸劍結合部下1寸，前正中線上。

14.長強　督脈絡穴

在會陰區，尾骨下方，尾骨端與肛門連線的中點處。

15.大包　脾之大絡

在胸外側區，第六肋間隙，在腋中線上。

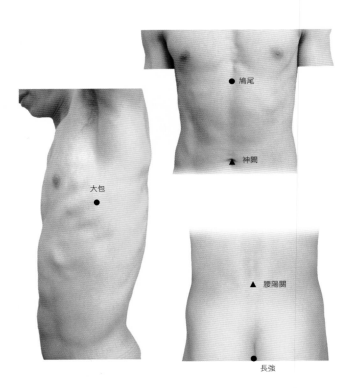

圖3-5　任、督、脾之大絡體表圖

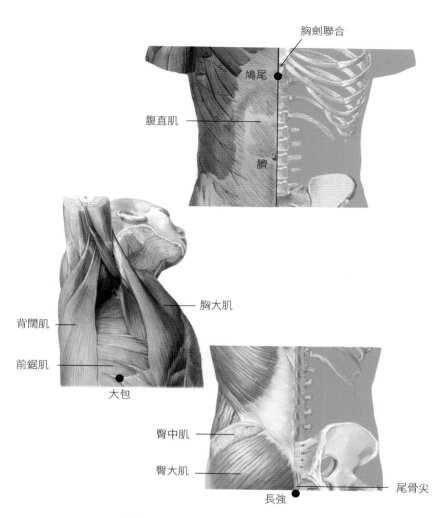

圖3-6　任、督、脾之大絡解剖圖

胸劍聯合

鳩尾

腹直肌

臍

胸大肌

背闊肌

前鋸肌

大包

臀中肌

臀大肌

尾骨尖

長強

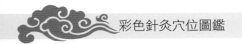

第四章

郄穴

十六郄穴歌

郄義即孔隙，	本屬氣血集；
肺向孔最取，	大腸溫溜別；
胃經是梁丘，	脾屬地機穴；
心則取陰郄，	小腸養老列；
膀胱金門守，	腎向水泉施；
心包郄門刺，	三焦會宗持；
膽郄在外丘，	肝經中都是；
陽蹻跗陽走，	陰蹻交信期；
陽維陽交穴，	陰維築賓知。

十六郄穴

1.孔最　手太陰肺經郄穴

在前臂前區，腕掌側遠端橫紋上7寸，尺澤與太淵連線上。

2.陰郄　手少陰心經郄穴

在前臂前區，腕掌側遠端橫紋上0.5寸，尺側腕屈肌腱的橈側緣。

3.郄門　手厥陰心包經郄穴

在前臂前區，腕掌側遠端橫紋上5寸，掌長肌腱與橈側腕屈肌腱之間。

4.溫溜　手陽明大腸經郄穴

在前臂，腕背橫紋上5寸，陽溪與曲池連線上。

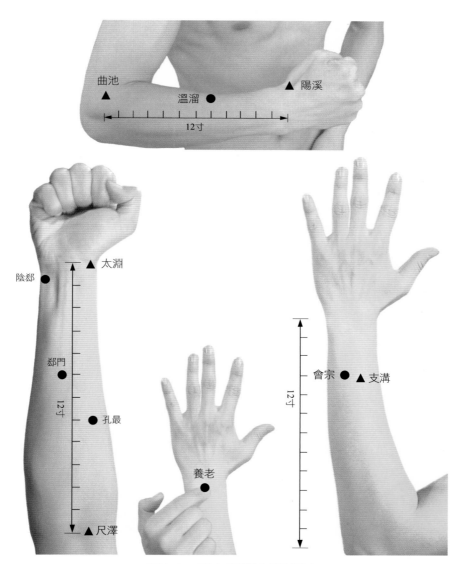

圖4-1　手六經郄穴體表圖

5.養老　手太陽小腸經郄穴

在前臂後區，腕背橫紋上1寸，尺骨頭橈側凹陷中。

6.會宗　手少陽三焦經郄穴

在前臂後區，腕背側遠端橫紋上3寸，尺骨的橈側緣。

7.梁丘　足陽明胃經郄穴

在股前區，髕底上2寸，股外側肌與股直肌肌腱之間。

8.金門　足太陽膀胱經郄穴

在足背，外踝前緣直下，第五蹠骨粗隆後方，骰骨下緣凹陷中。

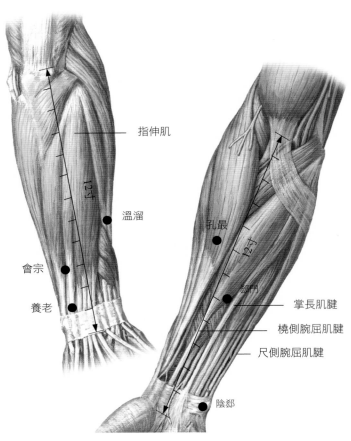

圖4-2　手六經郄穴解剖圖

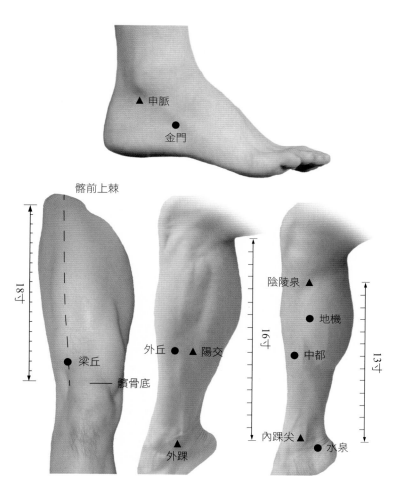

圖4-3　足六經郄穴體表圖

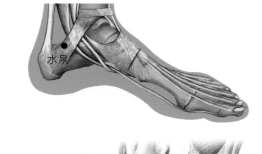

9.外丘　足少陽膽
經郄穴

　　在小腿外側，外
踝尖上7寸，腓骨前
緣。

10.地機　足太陰
脾經郄穴

　　在小腿內側，陰
陵泉下3寸，脛骨內側
緣後際。

11.水泉　足少陰
腎經郄穴

　　在跟區，太溪直
下1寸，跟骨結節內側
凹陷中。

12.中都　足厥陰
肝經郄穴

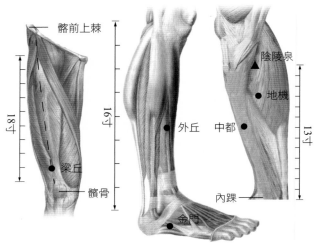

圖4-4　足六經郄穴解剖圖

　　在小腿內側，內踝尖上7寸，脛骨內側面的中央。

13.築賓　陰維郄穴

在小腿內側，太溪直上5寸，比目魚肌與跟腱之間。

14.陽交　陽維郄穴

在小腿外側，外踝尖上7寸，腓骨後緣。

15.交信　陰蹻郄穴

在小腿內側，內踝尖上2寸，脛骨內側緣後際凹陷中。

16.跗陽　陽蹻郄穴

在小腿後區，崑崙直上3寸，腓骨與跟腱之間。

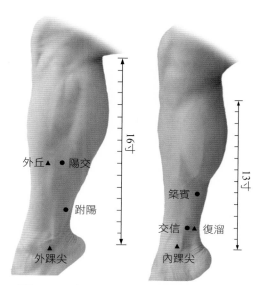

圖4-5　陰陽維、陰陽蹻脈體表圖

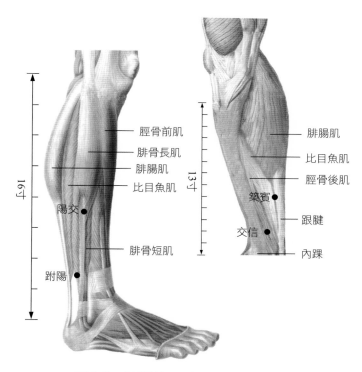

圖4-6　陰陽維、陰陽蹻脈解剖圖

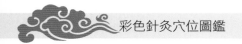

第五章

背俞穴、募穴

十二背俞穴歌

三椎肺俞厥陰四，　　心五肝九十膽俞，
十一脾俞十二胃，　　十三三焦椎旁居，
腎俞卻與命門平，　　十四椎外穴是真，
大腸十六小十八，　　膀胱俞與十九平。

十二募穴歌

天樞大腸肺中府，　　關元小腸巨闕心，
中極膀胱京門腎，　　膽日月肝期門尋，
脾募章門胃中脘，　　氣化三焦石門針，
心包募穴何處取？　　胸前膻中覓淺深。

第一節　背俞穴

1.肺俞

在脊柱區，第三胸椎棘突下，後正中線旁開1.5寸。

2.厥陰俞

在脊柱區，當第四胸椎棘突下，後正中線旁開1.5寸。

3.心俞

在脊柱區，第五胸椎棘突下，後正中線旁開1.5寸。

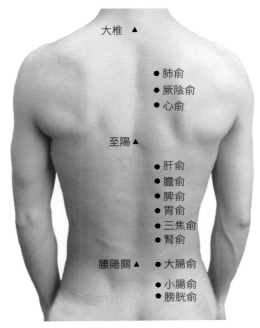

大椎 ▲

● 肺俞
● 厥陰俞
● 心俞

至陽 ▲

● 肝俞
● 膽俞
● 脾俞
● 胃俞
● 三焦俞
● 腎俞

腰陽關 ▲　● 大腸俞

● 小腸俞
● 膀胱俞

圖5-1　背俞穴體表圖

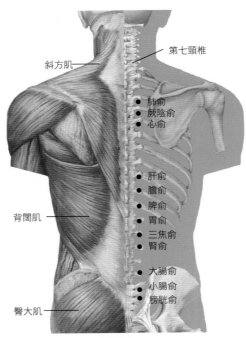

斜方肌

第七頸椎

● 肺俞
● 厥陰俞
● 心俞

● 肝俞
● 膽俞
● 脾俞
● 胃俞
● 三焦俞
● 腎俞

背闊肌

● 大腸俞
● 小腸俞
● 膀胱俞

臀大肌

圖5-2　背俞穴解剖圖

4.肝俞

在脊柱區，第九胸椎棘突下，後正中線旁開1.5寸。

5.膽俞

在脊柱區，第十胸椎棘突下，後正中線旁開1.5寸。

6.脾俞

在脊柱區，第十一胸椎棘突下，後正中線旁開1.5寸。

7.胃俞

在脊柱區，第十二胸椎棘突下，後正中線旁開1.5寸。

8.三焦俞

在脊柱區，第一腰椎棘突下，後正中線旁開1.5寸。

9.腎俞

在脊柱區，第二腰椎棘突下，後正中線旁開1.5寸。

10.大腸俞

在脊柱區，當第四腰椎棘突下，後正中線旁開1.5寸。

11.小腸俞

在骶區，橫平第一骶後孔，骶正中脊旁1.5寸。

12.膀胱俞

在骶區，橫平第二骶後孔，骶正中脊旁1.5寸。

第二節　募穴

1.中府　肺募穴

在胸部，橫平第一肋間隙，鎖骨下窩外側，前正中線旁開6寸。

2.巨闕　心募穴

在上腹部，臍中上6寸，前正中線上。

3.膻中　心包募穴、氣會

在胸部，橫平第四肋間隙，前正中線上。

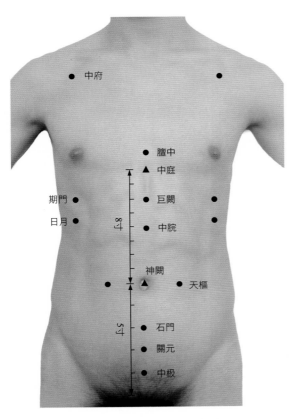

圖5-3　募穴體表圖（a）

4.章門　脾募穴、臟會

在側腹部，第十一肋游離端的下際。

5.京門　腎募穴

在上腹部，第十二肋骨游離端下際。

6.期門　肝募穴

在胸部，第六肋間隙，前正中線旁開4寸。

7.天樞　大腸募穴

在腹部，橫平臍中，前正中線旁開2寸。

8.關元　小腸募穴

在下腹部，臍中下3寸，前正中線上。

9.石門　三焦募穴

在下腹部，當臍中下2寸，前正中線上。

10.中脘　胃募穴、腑會

在上腹部，臍中上4寸，前正中線上。

11.中極　膀胱募穴

在下腹部，臍中下4寸，前正中線上。

12.日月　膽募穴

在胸部，第七肋間隙，前正中線旁開4寸。

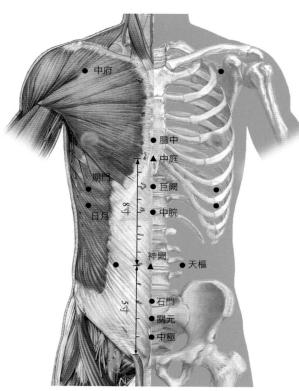

圖5-4　募穴解剖圖（a）

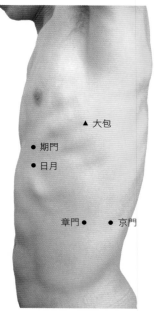

圖5-5　募穴體表圖（b）

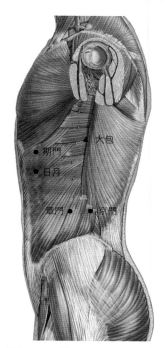

圖5-6　募穴解剖圖（b）

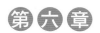

下合穴

下合穴歌

胃經下合三里鄉，　　　上下巨虛大小腸，
膀胱當合委中穴，　　　三焦下合屬委陽，
膽經之合陽陵泉，　　　腑病用之效必彰。

下合穴

1.上巨虛　大腸下合穴

在小腿外側，犢鼻下6寸，犢鼻與解溪連線上。

2.下巨虛　小腸下合穴

在小腿外側，犢鼻下9寸，犢鼻與解溪連線上。

3.委陽　三焦下合穴

在膝部，膕橫紋上，當股二頭肌腱內側緣。

4.足三里　胃下合穴、足陽明胃經合穴

在小腿前外側，犢鼻下3寸，犢鼻與解溪連線上。

5.委中　膀胱下合穴、足太陽膀胱經合穴

在膝後區，膕橫紋中點。

6.陽陵泉　膽下合穴、足少陽膽經合穴、筋會

在小腿外側，腓骨頭前下方凹陷中。

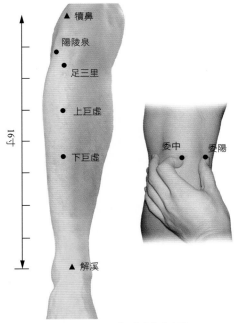

圖6-1　下合穴體表圖

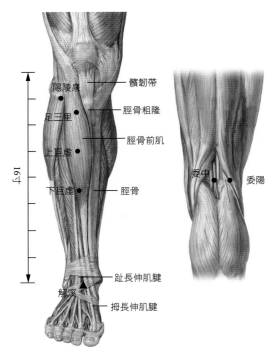

圖6-2　下合穴解剖圖

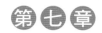

八會穴

八會穴歌

腑會中脘藏章門，　　髓會絕骨筋陽陵，

血會膈俞骨大杼，　　脈太淵氣膻中存。

八會穴

1.章門 臟會、脾募穴

在側腹部，第十一肋游離端的下際。

2.中脘 腑會、胃募穴

在上腹部，臍中上4寸，前正中線上。

3.膻中 氣會、心包募穴

在胸部，橫平第四肋間隙，前正中線上。

4.膈俞 血會

在脊柱區，第七胸椎棘突下，後正中線旁開1.5寸。

5.大杼 骨會

在脊柱區，當第一胸椎棘突下，後正中線旁開1.5寸。

6.懸鐘 髓會

在小腿外側，外踝尖上3寸，腓骨前緣。

7.陽陵泉 筋會、足少陽膽經合穴、膽下合穴

在小腿外側，腓骨頭前下方凹陷中。

8.太淵 脈會、手太陰肺經輸穴、原穴

在腕前區，橈骨莖突與舟狀骨之間，拇長展肌腱尺側凹陷中。

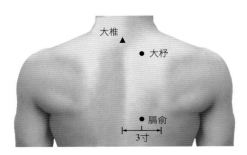

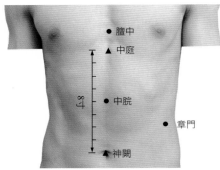

圖7-1 八合穴體表圖（a）

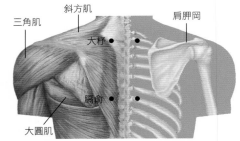

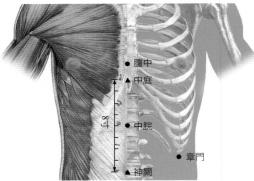

圖7-2 八合穴解剖圖（a）

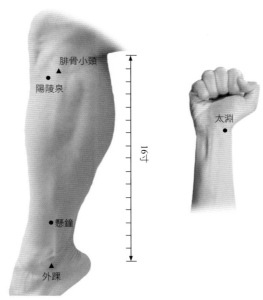

圖7-3　八合穴體表圖（b）

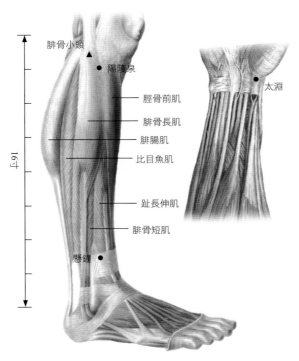

圖7-4　八合穴解剖圖（b）

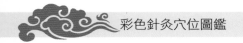

第八章

八脈交會穴

八脈交會穴歌

公孫沖脈胃心胸，　　　內關陰維下總同，

臨泣膽經連帶脈，　　　陽維目銳外關逢，

後溪督脈內眥頸，　　　申脈陽蹻絡亦通，

列缺任脈行肺系，　　　陰蹻照海膈喉嚨。

八脈交會穴

1.內關　八脈交會穴通陰維、手厥陰心包經絡穴

在前臂前區，腕掌側遠端橫紋上2寸，掌長肌腱與橈側腕屈肌腱之間。

2.外關　八脈交會穴通陽維、手少陽三焦經絡穴

在前臂後區，腕背側遠端橫紋上2寸，尺骨與橈骨間隙中點。

3.後溪　八脈交會穴通督脈、手太陽小腸經輸穴

在手內側，第五掌指關節尺側近端赤白肉際凹陷中。

4.列缺　八脈交會穴通任脈、手太陰肺經絡穴

在前臂，腕掌側遠端橫紋上1.5寸，拇短伸肌腱與拇長展肌腱之間，拇長展肌腱溝的凹陷中。

5.公孫　八脈交會穴通沖脈、足太陰脾經絡穴

在蹠區，當第一蹠骨底的前下緣赤白肉際處。

6.足臨泣　八脈交會穴通帶脈、足少陽膽經輸穴

在足背，第四、第五蹠骨底結合部的前方，第五趾長伸肌腱外側凹陷

中。

7.申脈　八脈交會穴通陽蹻

在踝區，外踝尖直下，外踝下緣與跟骨之間凹陷中。

8.照海　八脈交會穴通陰蹻

在踝區，內踝尖下1寸，內踝下緣邊際凹陷中。

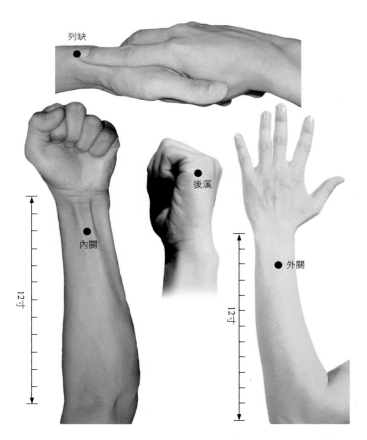

圖8-1　八脈交會穴體表圖（a）

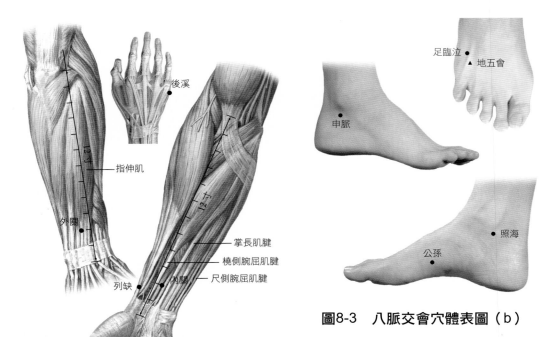

後溪

指伸肌

12寸

外關

掌長肌腱

橈側腕屈肌腱

尺側腕屈肌腱

12寸

列缺

內關

圖8-2　八脈交會穴解剖圖（a）

足臨泣　●　　　▲ 地五會

申脈

照海

公孫

圖8-3　八脈交會穴體表圖（b）

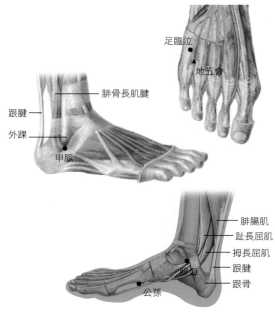

足臨泣

▲ 地五會

腓骨長肌腱

跟腱

外踝

申脈

腓腸肌

趾長屈肌

拇長屈肌

跟腱

跟骨

照海

公孫

圖8-4　八脈交會穴解剖圖（b）

最新國際標準針灸穴位掛圖 ❶（正面圖）

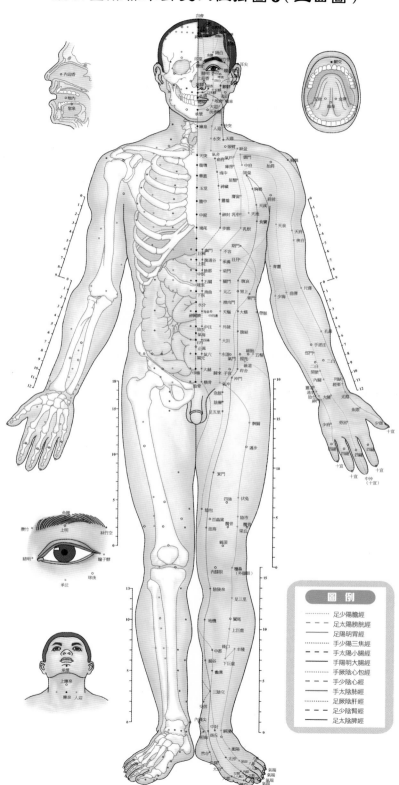

最新國際標準針灸穴位掛圖 ❷（背面圖）

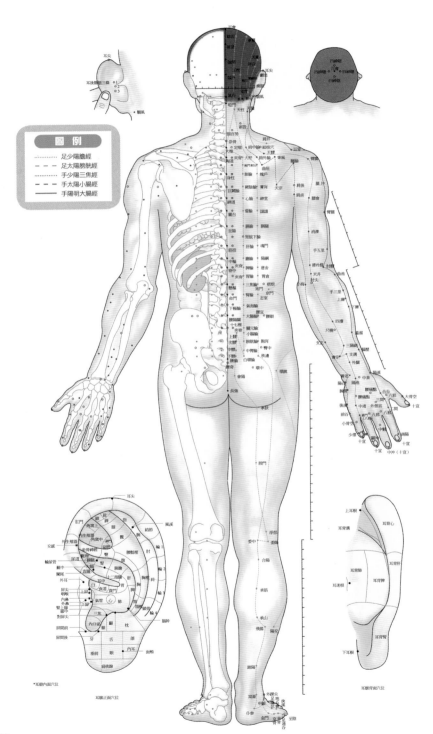

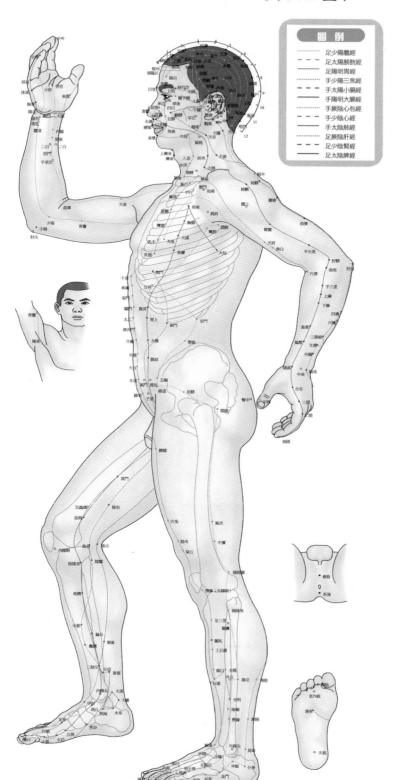

健康養生小百科好書推薦

彩色圖解版

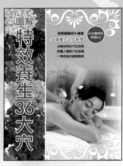

圖解特效養生36大穴

NT：300（附DVD）

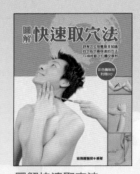

圖解快速取穴法

NT：300（附DVD）

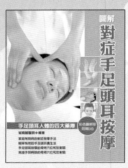

圖解對症手足頭耳按摩

NT：300（附DVD）

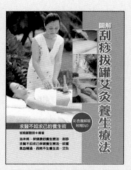

圖解刮痧拔罐艾灸養生療法

NT：300（附DVD）

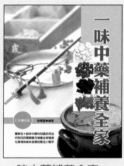

一味中藥補養全家

NT：280

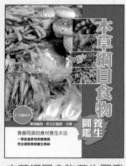

本草綱目食物養生圖鑑

NT：300

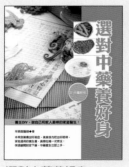

選對中藥養好身

NT：300

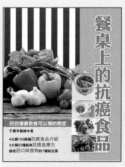

餐桌上的抗癌食品

NT：280

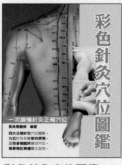

彩色針灸穴位圖鑑

NT：280

心理勵志小百科好書推薦

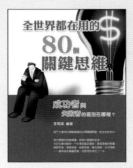

全世界都在用的80個關鍵思維
NT：280

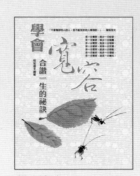

學會寬容
NT：280

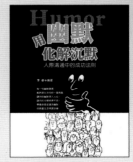

用幽默化解沉默
NT：280

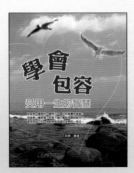

學會包容
NT：280

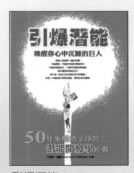

引爆潛能
NT：280

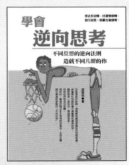

學會逆向思考
NT：280

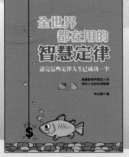

全世界都在用的智慧定律
NT：300

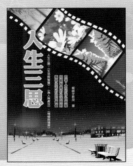

人生三思
NT：270

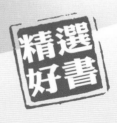

國家圖書館出版品預行編目資料

彩色針灸穴位圖鑑 / 郭長青作. -- 初
版. -- 新北市：華志文化，2012.06
面； 公分. --（健康養生小百科；9）

ISBN 978-986-88258-3-3（平裝）

1. 針灸　2. 經穴

413.91　　　　　　　　　　　101008055

書名／彩色針灸穴位圖鑑

系列／健康養生小百科⓪⓪9

華志文化事業有限公司

作　　者　郭長青、劉乃剛、劉清國、李石良、孫永章　醫師

執行編輯　林雅婷

美術編輯　黃美惠

文字校對　陳麗鳳

企劃執行　康敏才

總 編 輯　黃志中

社　　長　楊凱翔

出 版 者　華志文化事業有限公司

電子信箱　huachihbook@yahoo.com.tw

地　　址　116 台北市文山區興隆路四段九十六巷三弄六號四樓

電　　話　02-29105554

總經銷商　旭昇圖書有限公司

地　　址　235 新北市中和區中山路二段三五二號二樓

電　　話　02-22451480

傳　　真　02-22451479

郵政劃撥　戶名：旭昇圖書有限公司（帳號：12935041）

電子信箱　s1686688@ms31.hinet.net

售　　價　二八〇元

出版日期　西元二〇一二年六月初版第一刷

華志文化

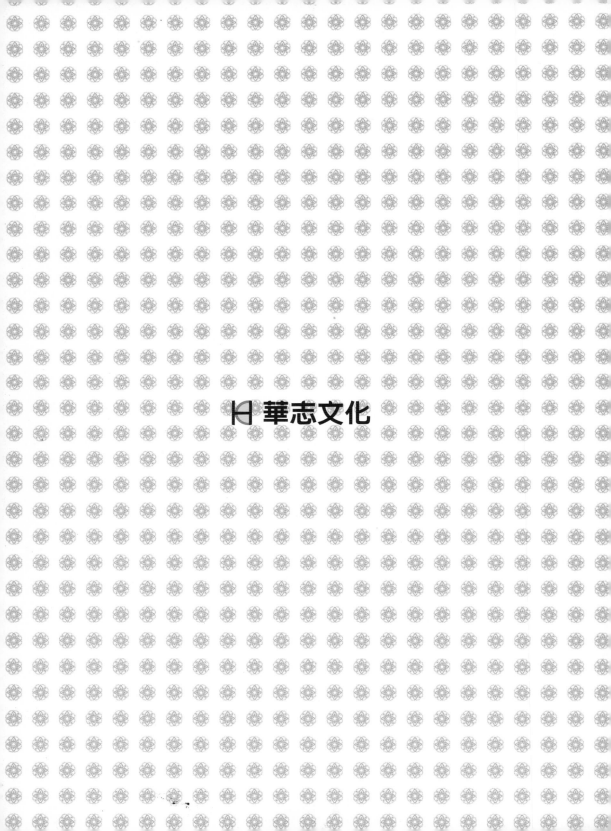
華志文化